Der Krebsheiler-Report

Der Verlag und die Autoren wollen weder medizinische Ratschläge geben, noch die Anwendung einer bestimmten Behandlungsform für Krebs oder andere Krankheiten verordnen. Ärzte und andere Experten auf dem Gebiet der Gesundheit vertreten unterschiedliche Meinungen. es liegt insbesondere nicht in der Absicht der Autoren, Diagnosen zu erstellen oder Therapievorschläge zu machen. Die Autoren wollen vielmehr neue Informationen anbieten und damit die Zusammenarbeit mit Ihrem Arzt auf der gemeinsamen Suche nach Gesundheit unterstützen.

Wenn Sie diese Informationen ohne Arzt anwenden, so behandeln sie sich selbst. Ein Recht, das Ihnen genauso zusteht, wie die freie Wahl der Therapie und des Arztes. Diese, manchmal recht schwierigen Entscheidungen, können Ihnen in Wahrheit weder Ihr Arzt noch die Autoren dieses Buches abnehmen.

Karl Walter Nowak

Der Krebsheiler-Report

Herausgeber
Verlag »Die Silberschnur« GmbH

Caducee Edition

Titel der Erstausgabe: Nie mehr Anst vor Krebs (1991), Verlag »Die Silberschnur«

2. Auflage 2004

ISBN 3-937464-07-7

Cover und Satz: XPresentation, Boppard
Druck: Finidr, s.r.o., Cesky Tesin

Caducee Edition GmbH | Steinstr. 1 | D-56593 Güllesheim
www.caducee-edition.de | info@caducee-edition.de

Wahrheit

wird

erst verlacht,

dann bekämpft

und

schließlich offenkundig.

Danksagung

Vielen herzlichen Dank an alle Patienten, Ärzte und Heiler, die mir bei meinen jahrelangen Recherchen geholfen oder auf andere Weise zum Gelingen dieses Buches beigetragen haben; vor allem an meine Mutter, die in mir die Liebe zur Wahrheit geweckt, und an meinen Vater, der mir die Augen für die täglichen neuen Wunder in unserem Leben geöffnet hat … und natürlich an Edeltraut und unsere Kinder Niki, Felix und Sonja, die mir während meiner langen »Buch-Schwangerschaft« geduldig beigestanden haben.

Inhalt

Die »L-Zahlen« im Text sind Quellenhinweise (siehe Literaturverzeichnis).

Vorwort

Der Fall »Olivia«, die dramatische Geschichte des kleinen, krebskranken Mädchens aus Österreich, deren Eltern dem umstrittenen Doktor Hamer mehr vertrauten als der Schulmedizin, ist uns noch allen lebhaft in Erinnerung. Wochenlang berichteten die Medien in ganz Europa ausführlich über das Schicksal der kleinen Olivia (L 58).

Nicht berichtet wurde, dass allein im deutschen Sprachraum jeden Tag rund 1.000 Menschen mit der Diagnose »Krebs« geschockt werden und dass ca. 75% dieser »Krebskranken« trotz Operation, Chemotherapie und Bestrahlung lange vor der statistischen Lebenserwartung sterben (L 1). Gleichzeitig erfahren wir immer wieder von »Wunderheilungen«. Und man sollte meinen, dass die Krebsforschung, die seit über 50 Jahren trotz Milliardenaufwand auf der Stelle tritt, sich mit diesen »Wunderheilungen« intensiv beschäftigt. Das Gegenteil ist der Fall! Die Schulmedizin fürchtet die »Krebsheiler« wie der Teufel das Weihwasser und bekämpft sie seit jeher mit allen Mitteln … (L 57)

Der geniale Verhaltensforscher und Nobelpreisträger Konrad Lorenz hat gesagt, dass in keiner Zeit die Lüge so kultiviert worden ist wie in unserer Zeit (L 60). Eine der größten Lügen unserer Zeit ist die »friedliche Nutzung der Kernenergie«: Obwohl wir alle die Katastrophe von Tschernobyl erlebt haben und schon lange wissen, dass Atomenergie auch die teuerste aller Energieformen ist, werden weiterhin Atomkraftwerke betrieben und sogar neue gebaut! Ganz ähnlich ist es mit der herkömmlichen Krebsvorsorge und -therapie…

Wie Rudolf Breuß so treffend gesagt hat, »hat die Schulmedizin noch keinen einzigen Krebs wirklich geheilt«. Wer aber sind dann die »Krebsheiler«? Es sind begnadete Menschen, die über den Tod hinaus imstande sind, scheinbar unheilbare Krankheiten zu heilen, wie z.B. der Österreicher Rudolf Breuß (L 5), der Schweizer Emil Coué (L 50) und der Japaner Masaharu Taniguchi (L 51). Und es gibt Ärzte, die spektakuläre Erfolge bei der Heilung von Krebs hatten, wie z.B. Dr. Rudolf Drobil (L 56), Dr. Julius Hackethal (L 26) und Dr. Ryke Geerd Hamer (L 27). Diese und andere Krebsheiler lassen wir in unserem Buch »auspacken«...

Mit ihren wissenschaftlichen Entdeckungen und den Berichten ihrer Patienten liefern wir hier die Beweise, dass Operationen meist überflüssig sind, Chemotherapie oft nur sinnlose Qual ist und »Metastasen« ein Hirngespinst der Krebsforschung sind. Und wir liefern die Beweise für die unfassbare Rolle der so genannten »Früherkennung« beim Entstehen von Krebs! Wie Krebs wirklich entsteht und abläuft, wurde anhand von über 10.000 Fällen naturwissenschaftlich nachgewiesen. Deshalb wissen wir jetzt, wie die Heilung von Krebs vor sich geht, wie Sie ihn sicher erkennen und sich vor ihm schützen können.

Es ist kein Zufall, dass Sie dieses Buch in die Hand bekommen haben und jetzt diese Zeilen lesen. Denn dieses Buch ist für SIE bestimmt. Für SIE und alle Menschen, die ohne Vorurteil nach der Wahrheit suchen. Die Schulmedizin will uns einreden, dass Krebs immer »bösartig« ist. Ich aber sage, Krebs ist in neun von zehn Fällen »gutartig« und mit natürlichen Mitteln heilbar! Wenn Sie die Zusammenhänge verstanden haben, werden Sie zum gleichen Ergebnis kommen – und brauchen dann vor Krebs »nie mehr Angst« zu haben!

Karl Walter Nowak

1.

Der Fall »Olivia«

Daten, Fakten, Hintergründe

»Dürfen wir zu dir kommen, Kari? Wir brauchen dringend deine Hilfe!« Die Stimme am Telefon gehört Ingeborg K. aus Wien, die sich schon seit längerem mit der »Neuen Medizin« nach Dr. Hamer beschäftigt.

Eine Stunde später trifft sie gemeinsam mit Ingrid S. bei mir in Mödling ein. Ingrid S. wurde schon vor Jahren zum »Hamer-Fan«, nachdem sie als von der Schulmedizin aufgegebener »Krebs-Fall« mit Hilfe seiner Endeckungen wieder völlig gesund wurde.

»Na, was gibt es denn so Dringendes?«, frage ich die beiden Frauen, nachdem wir uns wie immer herzlich begrüßt haben.

»Sie wollen die Eltern von Olivia verhaften!«, sagt Ingeborg. »Weil sie die Olivia nach Spanien entführt haben. Es soll schon ein Haftbefehl unterwegs sein!«

»Ein Haftbefehl wegen Entführung des eigenen Kindes?«, frage ich entgeistert. »Das gibt's doch gar nicht!« An diesem Tag, es ist Mittwoch, der 19. Juli 1995 um etwa 16 Uhr, werde ich zum ersten Mal persönlich mit dem »Fall Olivia« konfrontiert. Bis dahin habe ich mich ganz bewusst herausgehalten, weil ich von Anfang an ein »komisches Gefühl« hatte, dem ich – aus heutiger Sicht – wohl besser gefolgt wäre.

Begonnen hat es schon am 18. Mai 1995. An diesem Tag diagnostiziert der Kinderarzt aus Wiener Neustädt, Dr. Olaf Arne Jürgenssen, bei der damals sechsjährigen Olivia Pilhar einen Wilmstumor und schickt die Eltern daraufhin ins St.-Anna-Kinderspital nach Wien.

Die Eltern von Olivia wissen zu diesem Zeitpunkt noch nichts von der »Neuen Medizin« und folgen daher gehorsam den Anweisungen des renommierten Arztes. Als besorgter und gewissenhafter Vater spricht Helmut Pilhar (30) jedoch gleich mit drei der anwesenden Ärzte über den Zustand und die Heilungschancen seiner Tochter – und erhält drei verschiedene Antworten...

Dann kommt ein kleines Mädchen in Olivias Zimmer. Ein Mädchen, das gerade mitten in der Chemotherapie ist. Blass, kahlköpfig, eingefallene Wangen, abgemagert... Eine letzte Untersuchung seiner damals noch blühend aussehenden kleinen Tochter, die so stolz auf ihre langen dunkelbraunen Haare ist, dann hört Helmut Pilhar wie aus der Ferne die Worte des Arztes: »Optimal! Mach ma gleich a Chemo...«
Das ist für Helmut Pilhar das Signal zur Flucht. Zunächst nur zur Flucht aus dem St.-Anna-Kinderspital, die ihm und seiner Frau Erika (32) wohl »verziehen« worden wäre. Als jedoch einige Zeit später bekannt wird, dass die Eltern Olivias einen Heilungsweg ohne Chemo gefunden haben und der berüchtigte deutsche Internist Dr. med. Ryke Geerd Hamer »dahintersteckt«, ist bei der Pharma-Industrie und bei den Ärzteführern »Feuer am Dach«.

Dr. Jürgenssen zeigt die Eltern Olivias umgehend bei der Staatsanwaltschaft von Wiener Neustädt an und bringt damit eine Lawine ins Rollen, die niemand mehr stoppen kann bzw. will, denn für die Pharma-Industrie und die mit ihr seit ewigen Zeiten liierten Ärzteführer ist der Fall »Olivia« eine einmalige Gelegenheit, »den Hamer« endlich auf den »Scheiterhaufen« zu bringen und gleichzeitig das drohende Vordringen der Heilpraktiker nach Österreich erfolgreich abzuwehren.

Obwohl der Medienrummel um Olivias Behandlung und deren Flucht vor der Schulmedizin nach Spanien bereits voll im Gang ist, habe ich das alles damals noch nicht so durchschaut wie ich es heute tue. Deshalb pilgere ich am 20. Juli 1995, gemeinsam mit Ingeborg K., Ingrid S. und anderen Freunden der Familie Pilhar, ins Justizministerium nach Wien.

Nach einem sehr konstruktiven Gespäch mit Dr. Gerhard Litzka, dem Pressechef des Justizministers, und einem Vertreter der Staatsanwaltschaft kann ich als Sprecher der Delegation bewirken, dass der internationale Haftbefehl wegen Entführung des eigenen Kindes (!!!) vorläufig nicht erlassen wird.

Das ist aber nur deshalb möglich, weil am Donnerstag früh ein Ärzte-Jet von Wien nach Malaga abgeflogen ist. Mit an Bord befindet sich die Kinderärztin Dr. Marianne Marcovich, wegen ihrer herzerfrischenden, natürlichen Ansichten ebenfalls umstritten, die Erika Pilhar dazu bewegen kann, Olivia in die Universitätsklinik Malaga zu bringen. Dies erfahre ich aber erst während der Sitzung im Justizministerium! Damit ist nun die gefordete fachärztliche Betreuung gewährleistet und die »Hetzjagd« auf Olivia und ihre Eltern – wie ich damals vorschnell geglaubt habe – beendet.

Bestärkt durch unseren Erfolg im Justizministerium fahren wir anschließend sofort nach Wiener Neustädt, um dort mit Dr. Heinz Zimper, dem Bezirkshauptmann-Stellvertreter und gerichtlich bestellten Vormund Olivias über die Rückgabe des Sorgerechts an die Eltern zu verhandeln. Als wir ankommen, begrüßen uns gleich zwei deutsche Fernseh-Teams, die von unserer Aktion offenbar Wind bekommen haben. Das Gespräch mit Dr. Zimper verläuft äußerst konstruktiv, und wir haben alle den Eindruck, dass er sich wirklich um eine gute Lösung bemüht. Das Sorgerecht will er aber vorläufig noch behalten.

Am Abend des gleichen Tages telefoniert Erika Pilhar dann fast eine halbe Stunde lang mit Bundespräsident Dr. Klestil. Sie beklagt sich vor allem über das brutale Vorgehen von Interpol. Interpol hat die Familie nämlich – wie Schwerverbrecher – mehrfach festgenommen, sie zwangsweise einem Gericht vorgeführt und dann in deren Hotel »Las Vegas« unter Hausarrest gestellt.

Das Urteil von Richter Jimenez Villarejo lautet: »Man darf die Familie nicht trennen, da aufgrund der starken emotionalen Bindung Olivias an ihre Eltern eine Trennung schlecht für den Heilungsprozess Olivias ist.«

Als Olivia am Freitag um 10 Uhr an den Händen ihrer Eltern ins »Hospital Matorno Infantil« in Malaga geführt wird, surren wieder Dutzende Kameras, klicken und blitzen unzählige Fotoapparate …

Olivia, die nun schon seit mehr als zwei Monaten auf der Flucht vor der Justiz und vor den Journalisten ist, wirkt verstört und apathisch. Sie reagiert kaum mehr auf die vielen Fragen, die auch jetzt noch immer wieder an sie gestellt werden (worüber sich eine Journalistin in ihrem Blatt am nächsten Tag doch tatsächlich »beschwert«!?).

Mit dabei sind Dr. Hamer, Dr. Marina Marcovich, die Krankenschwester Eva Sonnleitner aus dem St.-Anna-Kinderspital und der österreichische Konsul von Malaga, Walter Esten. Im Spital angekommen, legt Dr. Hamer einen »Vertrag« vor, der eine Behandlung nach seinen Vorstellungen bewirken soll: Keine Chemotherapie, früheste Operation im September. Dr. Marcovich und der Konsul unterschreiben das Papier, Prof. Giacomo Martinelli von der spanischen Klinik nicht (siehe Originalabdruck auf Seite 15).

STADT&LAND

Malaga, 21. 7. 1995

Auf Bitten des österreichischen Konsuls Walter Esten gebe ich im Falle des Kindes

OLIVIA PILHAR

folgenden ärztlichen Rat:

Nach meiner Ansicht hat OLIVIA im wesentlichen 3 organische Geschehen, die ich sinnvolle biologische Sonderprogramme der Natur nne, die man früher Krebs nannte, alle 3 in der Heilungsphase.

1. Eine Nierenzyste in Induration rechts
2. Ein Sammelrohr-Ca ebenfalls der rechten Niere
3. Ein Leber-CA

2 und 3 sind, zu erschließen aus dem typischen Nachtschweiß, in tuberkulöser Heilung.

Der große Streit ging eigentlich nur über die noch auf den Bildern von Mai 95 liquide, inzwischen nahezu vollständige indurierte Nie- nzyste, die nach den Regeln der Neuen Medizin 9 Monate benötigt vom Beginn der Konfliktlösung (Wasser/Flüssigkeits-Konflikt), bis iese Induration vollständig ist. Quasi die Zeit einer Schwangerschaft. Zu einem gewissen Zeitpunkt dieses Vorganges nannte man solche ndurierenden Zysten bisher „Wilms-Tumor." Wenn solche indurierenden Nierenzysten, die ja Urin produzieren, klein sind, werden sie in)eutschland (Prof. Klippelk, Celle) aufgrund meiner Forschungsergebnisse schon nicht mehr operiert.

Bei OLIVIA ergibt sich eine Operationsindikation aufgrund der ind. Nierenzyste. Nach meiner Meinung und den Regeln der Neuen Me- lizin ist die ind. Zyste bereits „reif." Man könnte sie praktisch sofort operieren. Man sollte sie auch sobald als möglich in Österreich ope- ieren.

Sobald als möglich ist:

In diesem Falle stehen einer sofortigen Operation einstweilen noch schwerwiegende differential-risikomäßige Überlegungen entgegen:

1. Der Allgemeinzustand von OLIVIA ist deutlich reduziert – allerdings ist in dieser Hinsicht eine baldige Besserung zu erwarten: Das Kind hat guten Appetit, nimmt zur Zeit echtes Gewicht zu, schläft gut, fühlt sich relativ wohl.

2. OLIVIA ist derzeit in mindestens 3facher Hinsicht in Vagotonie. Eine solche extreme Vagotonie erlaubt eine Operation nur im vitalen Notfall. Der liegt hier glücklicherweise nicht vor. Eventuell wird die Vagotonie noch durch eine Leukämie (aleukämisch) wegen eines in Heilung(-Schmerz) befindlichen rekalzifizerenden, vorher osteolytischen, Prozesses am rechten Querfortsatz des 2. LKW verstärkt.

3. Im Rahmen der 3fachen oder sogar 4fachen Vagotonie muß man bei OLIVIA, aufgrund des typischen Nachtschweißes, eine doppelte Tuberkulose (lber und Sammelrohre der re. Niere) annehmen. Es ist damit zu rechnen, daß die Leber- und Sammelrohr-Tb bis in 6 Wochen weitgehend zum Abschluß gekommen sein wird.

Es wird nicht verkannt, daß das Zuwarten mit einer Operation auch erhebliche Risiken in sich birgt, aus rein mechanischen Gründen: Gefahr einer Mesenterialvenenthrombose und Gefahr einer Kompression der Vena cava. Bei gewissenhafter Abwägung aller Risiken rate ich zu einer Operation Anfang/Mitte September. Bis Ende August/Anfang Sept. 95 ist zu erwarten, daß OLIVIA 3 bis 4 kg an echtem Gewicht zugenommen hat. Bis dahin kann auch die extreme Vagotonie und der tuberkulöse Prozeß weitgehend abgeschlossen sein. In dieser Zeit bis Ende Sept. 95 sollte eine gewissenhafte Kontrolle aller klinischen und Labor-Parameter durch die Univ. Kinderklinik Malagc erfolgen. Das entspricht wiss. Standard, wird von mir ausdrücklich gefordert und auch von den sehr vernünftigen Eltern voll bejaht.

Operation:

Die Operation Anfang/Mitte Sept. 95 sollte sehr gewissenhaft vorbereitet werden. Das ist zwar selbstverständlich und sollte natürlich dem von den Eltern damit betrauten Chirurgen-Team überlassen werden. In diesem Fall aber ist ein besonders günstiger Umstand besonders zu berücksichtigen:

Wir wissen ja, daß wir unter der Operation ein gut abgekapseltes („nicht bösartiges") Gebilde vorfinden werden, das uns erlaubt, die gut funktionierende rechte Niere zu erhalten. Durch diesen von der Neuen Medizin eingebrachten günstigen Umstand wird die Operation komplizierter, muß also dementsprechend vorbereitet werden, evtl. in diesem Fall von dorsal und ventral zugleich.

Ich meine deshalb, daß alle Ärzte in diesem komplizierten Falle zum Wohle von OLIVIA sinnvoll zusammenarbeiten sollten.
Ich glaube auch, daß jeder Arzt – bei Abwägung aller Gesichtspunkte und Risiken – bei seinem eigenen Kinde meinen Vorschlägen, die ich nach bestem Wissen und Gewissen gebe, gerne folgen würde.

Dr. med. Ryke Geerd Hamer

Einverstanden: Helmut Pilhar, Erika Pilhar, Dr. Grill, Dr. Marcovich, Esten

Der „Hamer-Pakt" im Wortlaut

Die Diagnose der Klinik von Malaga aufgrund der Computer-Tomographien: Nierenzyste, Leberkrebs sowie schwacher körperlicher Zustand. In Barcelona ist Tage vorher der Klinik-Chef, Prof. José Rius, zu einer ähnlichen Diagnose gekommen, also zu deutlich anderen Befunden als die österreichischen Kollegen.

Nach der Untersuchung im Spital und der Bekanntgabe des Ergebnisses wird Olivia entlassen und fährt mit ihren Eltern wieder in ihr Hotel. Dr. Marcovich hat ursprünglich die Absicht, Olivia und ihre Eltern nach Wien mitzunehmen. Dem stimmen diese jedoch – wie sich später herausstellt, aus einer Art Vorahnung – nicht zu. Also fliegt sie allein nach Wien zurück, um dort dem Chef des St.-Anna-Kinderspitals, Prof. Dr. Helmut Gadner, zu berichten.

Dr. Zimper überträgt das Sorgerecht für Olivia an den Konsul von Malaga und dieser wiederum gibt es an die Mutter zurück – das ist allerdings kein besonderes Entgegenkommen, sondern bloß Respekt für die spanischen Gesetze und den besagten Richterspruch. »Ende gut – alles gut!«, denke ich. Doch ich habe mich zu früh gefreut …

Das Imperium schlägt zurück

Am Samstag behauptet die Direktorin des »Hospital Matorno Infantil« plötzlich, die Diagnose, die in ihrer Klinik erstellt wurde, sei gefälscht! Den Beweis für diese ungeheuerliche Behauptung bleibt sie allerdings bis zum heutigen Tag schuldig. Und seltsamerweise hat auch seitdem niemand mehr danach gefragt …

Könnte es nicht so gewesen sein, dass es in Spanien eben schon sehr viele Ärzte gibt, die mit der »Neuen Medizin« vertraut sind und dass einige dieser Ärzte in der Kinderklinik von Malaga arbeiten? Und dass sie daher die gleiche »Fachsprache« wie Dr. Hamer verwenden?

Denn in der Sprache der »Neuen Medizin« wird ein Heilungsphasen-Tumor ebenfalls als Zyste bezeichnet. In der Sprache der Schulmedizin hingegen ist jeder Krebs ein »bösartiges« Gewächs. Dass »bösartig« keine wissenschaftliche Bezeichnung ist, sondern ein typisch religiöses Wort, stört offenbar niemanden!

Könnte es also nicht so gewesen sein, dass die »Heilige Inquisition« vom »Sündenfall« der Ärzte in der Kinderklinik von Malaga erfahren hat und dann notgedrungen einschreiten musste? Wie auch immer. Die durch nichts bewiesene Behauptung, dass die Befunde gefälscht wären, zerstört mit einem Schlag alles, was wir in so mühevoller und liebevoller Arbeit gemeinsam zum Wohle Olivias und ihrer Eltern aufgebaut haben, denn zu diesem Zeitpunkt wäre es vielleicht noch möglich gewesen, dass der Heilungsphasen-Tumor an Olivias Niere sein Wachstum von selbst beendet und sich dabei verdichtet hätte und anschließend »operationsreif« gewesen wäre. Ein ganz natürlicher Vorgang, den Dr. Hamer schon x-mal beobachtet hatte – und den ich selbst immerhin bereits drei Mal miterleben durfte!

So aber steht Dr. Hamer plötzlich als »Urkundenfälscher« da. Der Zutritt zur Kinderklinik in Malaga wird ihm natürlich sofort verwehrt. Die dort geplante Behandlung Olivias unter seiner Mitwirkung kann nicht mehr stattfinden … Angesichts dieser neuen Situation verlassen Erika und Helmut Pilhar mit Olivia fluchtartig ihr Hotel in Malaga. Konsul Walter Esten – er weiß als Einziger, wohin die Pilhars und Dr. Hamer geflohen waren – am Sonntag: »Ich bitte Sie um Verständnis, aber bis Montag kann ich keine Stellungnahme abgeben.«

Sonntag, 19 Uhr. Im »Versteck« der Familie Pilhar klingelt das Telefon. Dr. Hamer hebt ab. Es ist die Kinderärztin Marina Marcovich aus Wien. Sie beginnt neuerliche Verhandlungen über die Heimkehr der kleinen Olivia.

Dr. Hamer und die Pilhars sind gesprächsbereit. Sie müssen erkennen, dass Olivias Nierenzyste ihr Wachstum nicht beenden wird, solange sie ständig auf der Flucht ist. Dr. Hamer fordert von der Kinderärztin einen Vertrag, der den Eltern das Sorgerecht für Olivia sichert. Und einen weiteren, der der Familie garantieren soll, dass in Österreich keine medizinischen Eingriffe vorgenommen werden, die die Eltern nicht zulassen.

Bis ein Uhr nachts telefonieren Hamer und Marcovich noch sechs Mal. Dann ein Telegramm an die Pilhars, Absender Dr. Zimper. Darin verspricht der stellvertretende Bezirkshauptmann von Wiener Neustädt, sich für die Familie Pilhar einzusetzen. Eine weitere Abmachung wird aufgesetzt: An Olivia sollen ohne Zustimmung der Eltern keine medizinischen Eingriffe vorgenommen werden (siehe Abdruck »Wegen dieser Vereinbarung kamen die Pilhars zurück«).

»Wir trafen um 4.30 Uhr in der Früh in Malaga ein«, erzählt Kapitän Helmut Kristofics-Binder, der den »AirMed«-Jet steuerte. Mit an Bord: Olivias Bruder Alexander (7), Schwesterchen Elisabeth (4) und Marina Marcovich. »Gegen 5.30 Uhr starteten wir in Richtung Österreich. Während des Fluges schliefen die Pilhars sogar friedlich ein. Das sind wirklich ganz, ganz liebe Leute. Wir servierten ein Frühstück. Es herrschte eine lockere Atmosphäre. Die Kinder, auch Olivia, lachten. Olivias Geschwister kamen nach vorne ins Cockpit und sahen sich alles ganz genau an. Das sind wirklich süße Kinder.«

Pünktlich um 8.30 Uhr landet der AirMed-Jet in Wien-Schwechat. Dort kommen Prof. Gadner vom St.-Anna-Kinderspital und Dr. Zimper, der nun automatisch wieder das Sorgerecht für Olivia hat (!!!), an Bord. Die beiden »Verträge« von Malaga werden akzeptiert, ein weiterer Gesprächstermin für Dienstag vereinbart. Danach fahren die Pilhars direkt nach Hause ins niederösterreichische Maiersdorf, wo sie schon kurz darauf wieder aus allen Wolken fallen: Im

Wegen dieser Vereinbarung kamen die Pilhars zurück

Frau Dr. Marcovich als Beauftragte der österreichischen Regierung gibt die Versicherung ab, daß gegen Olivia Pilhar nichts gegen den Willen der Eltern getan werden wird, insbesondere keine Chemo und kein stationärer Aufenthalt in einem Krankenhaus.

Herr Dr. Stangl, Amtsarzt in Tulln, und Frau Dr. Rozkydal, betreuen das Kind. Die Einbindung der beiden obgenannten erfolgt nach Rücksprache mit Prof. Gadner, der im Sinne der Behörde die therapeutische Verantwortung für Olivia Pilhar trägt. Sämtliche diagnostischen und therapeutischen Schritte werden von Herrn Prof. Gadner nur im Einvernehmen mit den Eltern durchgeführt, beziehungsweise nach deren Aufklärung.

24.7.95, 5.00 Uhr

Dr. Marcovich
Walter Esten

ORF hören sie Prof. Gadner sagen, dass – Verträge hin, Verträge her – »die einzige Chance für Olivia eine sofortige Chemotherapie« sei…

Für Helmut Pilhar steht damit fest: »Wir geben Olivia sicher nicht ins St.-Anna-Kinderspital.« Überlegungen für eine nochmalige Flucht vor der Schulmedizin kann er aber sofort wieder vergessen. Denn wenn er aus dem Fenster schaut, sieht er etliche Gendarmen, die vor seinem Haus postiert sind…

Mittwoch, 26. Juli 1995: Olivia wird im Kinderspital Tulln festgehalten und therapiert – gegen den Willen der Eltern! Schon am Montag haben die Eltern Prof. Gadner und Dr. Zimper zugesagt, ihre Tochter im Krankenhaus Tulln untersuchen zu lassen. Sie stimmen im Vertrauen auf ihre »Verträge« einer Untersuchung zu, ausdrücklich ohne stationäre Aufnahme und ohne Chemotherapie!

Diese Verträge können sie jetzt zerreißen, denn als sie ihre Tochter nach der Untersuchung wieder mitnehmen wollen, sieht die Sache plötzlich anders aus: »Ihre Tochter muss hier bleiben«, stellt Primar Hans Vanura trocken fest. Kurz darauf wird Olivia an einen Infusionstropf angehängt. »Bloß Traubenzucker und Aspirin«, sagen die Ärzte. Überprüfen kann dies Helmut Pilhar freilich nicht, denn vor dem Krankenzimmer Olivias werden vorsorglich zwei Gendarmen postiert...

Als die Kinderärztin Marina Markovich davon erfährt, beschließt sie, sofort nach Tulln zu fahren: »Sorgen Sie dafür, dass die Pilhars noch durchhalten!«, bittet sie einen Reporter von Täglich-Alles. »Sie sind die Einzigen vor Ort, zu denen die Pilhars noch Vertrauen haben.« Gegen 18 Uhr hat es Marcovich dann geschafft, einen neuen Ärzte-Gipfel in Tulln einzuberufen: Primarius Vanura, Dr. Stangl (Amtsarzt in Tulln), Dr. Rozkydal (die Vertrauensärztin der Pilhars), Dr. Marcovich und Dr. Zimper, Olivias Vormund. Sie alle wissen: Die letzten Computer-Tomographien zeigen ein weiteres Wachstum des Tumors ...

Nach zwei Stunden Verhandlung eine erste Einigung: Wenn es gelingt, einen Chirurgen zu finden, der Olivia ohne Chemo operiert, wird dies akzeptiert. Einzige Hoffnung ist der Wiener Donauspital-Oberarzt Dr. Werner Geißler, der sich nach einem kurzen Telefonat sofort bereit erklärt, nach Tulln zu kommen. In Anbetracht des weiteren Tumorwachstums erklärt sich auch Helmut Pilhar, der die letzten zwei Tage nicht geschlafen hat, bereit, eine Chemotherapie zuzulassen, falls Dr. Geißler keine andere Lösung sieht.

Zwanzig Minuten später trifft dieser in Tulln ein, schaut sich alle CT-Bilder genau an, diskutiert eine Weile mit den anderen Ärzten und sagt schließlich unmissverständlich: »Ohne Chemo keine Operation!«

In einer Pressekonferenz am Donnerstag gibt Primar Vanura bekannt, dass in ein, zwei Tagen mit der Chemotherapie begonnen werde. Helmut Pilhar jedoch, der inzwischen ein paar Stunden geschlafen hat, ändert plötzlich wieder seinen Entschluss: »Ich muss das verhindern! Auch nach meinem ›ja‹ zur Chemo muss ich das verhindern!« Auf die Frage, was er denn jetzt noch unternehmen könne – jetzt, wo seine Tochter, von Gendarmen bewacht, im Tullner Spital liegt –, senkt Helmut Pilhar den Kopf: »Jetzt?«, sagt er fast unhörbar. »Jetzt trete ich in den Hungerstreik...«

Seit meinen Vermittlungsaktionen im Justizministerium und bei Dr. Zimper werde ich jeden Tag angerufen, so auch am Freitag, den 28. Juli 1995: »Die Olivia soll jetzt doch eine Chemo kriegen und der Helmut ist deshalb im Hungerstreik!«, sagt Ingrid S. und bittet mich, mit ihr am späten Nachmittag nach Tulln zu fahren.

Gegen acht Uhr kommen wir beim Krankenhaus an. Es ist eine laue Sommernacht. Helmut Pilhar geht unruhig hin und her, wie ein wildes Tier in einem Käfig. Zum ersten Mal stehe ich ihm gegenüber. Er ist äußerst misstrauisch. Erst als ihm Ingrid S. von meinen Vermittlungsaktionen erzählt, taut er ein wenig auf. Ich frage ihn, was er mit seinem Hungerstreik erreichen wolle, und er antwortet sinngemäß: »Primar Vanura hat gesagt, dass hier keine Zwangstherapie gemacht wird, weil sie keinen Sinn hat. Und dass andere Spitäler eine Zwangsbehandlung ebenfalls ablehnen. Wenn Erika und ich also nicht zustimmen, dann werden sie uns Olivia auf Revers zurückgeben.«

Ich bezweifle das, denn der Gesundheitszustand Olivias ist ja jetzt bereits als kritisch bezeichnet worden. Vor allem aber ist der »Fall Olivia« inzwischen zum Prestige-Objekt der Pharma-Industrie geworden. Dass diese nach so viel Aufwand einen Rückzieher machen soll, erscheint mir äußerst unwahrscheinlich.

Also versuche ich, Helmut Pilhar umzustimmen, dass er eine sanfte, kurze Chemo im Krankenhaus Tulln akzeptieren möge, damit ein weiteres Tumorwachstum erst einmal gestoppt wird und die Ärzteführer nicht ganz ihr Gesicht verlieren. Ich will ihm dann noch sagen, dass ich ein natürliches Mittel zur Hand hätte, mit dem einige Nebenwirkungen der Chemo, wie Übelkeit und Haarausfall, weitgehend vermieden werden können, aber so weit komme ich gar nicht. Denn Helmut Pilhar springt sofort auf und geht wieder unruhig hin und her. Nur mit äußerster Anstrengung gelingt es mir, das Gespräch wieder aufzunehmen. Anschließend sichere ich ihm, egal wie er sich auch entscheiden möge, meine volle Unterstützung zu. »Na, wenn das nur gut geht!«, denke ich. Dann führt mich Ingrid S. nach Mödling zurück.

Samstag, 29. Juli 1995, 6.30 Uhr: »Wir müssen sofort wieder nach Tulln fahren!«, höre ich Ingrid S. aufgeregt durchs Telefon rufen. »Die Olivia soll zwangstherapiert werden! Um 10 Uhr ist im Krankenhaus eine Pressekonferenz!«

Für diesen Fall habe ich Helmut Pilhar versprochen, ihm bei seiner Protestaktion zu helfen. Also setze ich mich an den Computer und verfasse eine Pressemeldung, dass Erika und Helmut Pilhar in einen unbegrenzten Hungerstreik treten. Offizieller Beginn um 13 Uhr am Stephansplatz in Wien. Dann faxe ich die Meldung an Polizei, Radio und Fernsehen und setze mich zum Frühstück. Kurz danach kommt Ingrid S. und wir fahren gemeinsam nach Tulln.

Als wir beim Krankenhaus ankommen, wimmelt es von Journalisten und Fernsehteams aus halb Europa, aber Helmut und Erika Pilhar sind verschwunden. Nach einer Stunde Warten und einigen Gesprächen mit den Journalisten beginnt endlich die Pressekonferenz.

»Olivia ist nicht mehr hier«, erklärt Primar Vanura. »Sie ist heute früh in die Intensivstation des Allgemeinen Krankenhauses in Wien überführt worden.« Und dann nach einigem Zögern: »Es war schrecklich. Sie hat geschrien und geweint, weil die Mutter nicht mitgefahren ist.«

Dann begründet das Ärzteteam die nächtliche, bewusst bis zur Pressekonferenz geheim gehaltene Entscheidung: Ohne Chemotherapie hätte Olivia keine Überlebenschance mehr gehabt, mit Chemo hätte sie eine Chance von 20 bis 40 Prozent. Rechtlich sei die Zwangstherapie gedeckt. Die Mutter sei deshalb nicht mitgefahren, weil ihr dies als Zustimmung zur Chemo ausgelegt hätte werden können.

Hier können wir nichts mehr tun. Also fahren wir zum Stephansplatz nach Wien.

Dort haben sich schon Hunderte von Passanten und auch einige Freunde der Pilhars eingefunden, denn im Radio wird – aufgrund meiner Pressemeldung – zu jeder vollen Stunde mitgeteilt, dass die Pilhars am Stephansplatz in den Hungerstreik getreten sind. Einige Passanten umarmen die Eltern Olivias, andere sind von der einseitigen Medienkampagne gegen Dr. Hamer und die Pilhars derart aufgehetzt, dass sie die Eltern laut beschimpfen und einmal sogar tätlich angreifen. Gott sei Dank ist genug Polizei da…

Ich bekomme mit, dass die Leute vor allem nicht verstehen können, warum Erika Pilhar, die in Tulln Tag und Nacht bei Olivia gewacht hat, nun ihre Tochter plötzlich verlassen hat. Also rede ich mit ihr und kann sie – obwohl wir uns an diesem Tag zum ersten Mal sehen – sehr bald überzeugen, dass ihre Tochter sie jetzt dringend braucht und sie daher sofort zu ihr ins Spital gehen müsse.

Dort wird sie jedoch nicht gleich zu Olivia gelassen. Der Grund: Olivia ist, kurz nach der ersten Chemo-Infusion, vorübergehend ***klinisch tot*** gewesen! Die CT-Aufnahmen vom 28. 8. 1995 weisen eindeutig Rippenserienfrakturen auf, als Zeichen einer stattgefundenen Reanimation mit Herzmassage. Und bei der Intubation hat man ihr zwei Schneidezähne ausgebrochen...

* * *

Die Eltern Olivias und Dr. Hamer sind bereits angezeigt worden, als sie mit Olivia nach Spanien geflohen sind. Mitte August werden dann Frau Dr. Rozkydal und kurze Zeit später auch ich angezeigt. Die Anzeige gegen mich muss bald wieder fallen gelassen werden. Die Anzeige gegen Dr. Rozkydal hingegen führt – obwohl ausschließlich aufgrund bewusst falscher Medienberichte erfolgt – zum sofortigen Berufsverbot der seit vielen Jahren praktizierenden Ärztin…

Doch das ist noch lange nicht alles, denn bald darauf werden Ingeborg K. und ich von der Ärztekammer wegen »unlauterem Wettbewerb« angeklagt – Streitwert 500.000 Schilling! Wir haben das »Verbrechen« begangen, gemeinsam mit den Pilhars und deren Freunden eine Interessengemeinschaft für eigenverantwortliche Patienten und freie Therapiewahl zu gründen, der wir den hoffnungsvollen Namen »Patientenkammer in Gründung« gegeben haben. Diese freche »Rebellion« einer Handvoll mündiger Patienten muss natürlich sofort im Keim erstickt werden…

Deshalb soll dann am 22. August 1998 auch noch meine »Hinrichtung in den Medien« stattfinden: In einem »Report« des Österreichischen Fernsehens wurde ich neun Minuten lang kübelweise mit verbalem Dreck überschüttet. Verdächtigungen, Unterstellungen und Verdrehungen am laufenden Band. Der Fernsehzuschauer hatte nur die Wahl, mich als cleveren Opportunisten zu sehen oder als Sektenbruder, Geschäftemacher, Rassisten und Rechtsextremisten, der Olivia und ihre Eltern nur für seine politischen Zwecke missbraucht hat…

Olivia überlebt die weiteren, bewusst sehr schwach dosierten Chemos – mit den üblichen Nebenwirkungen und bleibenden Folgeschäden. Ihre Eltern werden – entgegen aller Versprechungen – angeklagt und wegen Körperverletzung und Entführung ihrer Tochter bedingt verurteilt. Dr. Hamer wird in Deutschland wegen drei anderer Fälle angeklagt und dann wegen Verletzung des Heilpraktikergesetzes (!!!) zu 19 Monaten Gefängnis verurteilt.

Die Anklage gegen Frau Dr. Rozkydal muss fallen gelassen werden, für den Rufmord in den Medien fühlt sich jedoch niemand verantwortlich. Ingeborg K. und mir »diktiert« die Ärztekammer einen gerichtlichen Vergleich: Wir müssen uns verpflichten, es künftig zu unterlassen, öffentlich pauschal zu behaupten, schulmedizinisch behandelte Patienten würden durch diese Behandlung Nachteile erleiden, und die gesamten Prozesskosten – rund 150.000 Schilling – bezahlen.

Dafür »verurteilt« die Rundfunkkommission den ORF-Report über mich, und der ORF muss sich mit mir vor Gericht vergleichen: Er muss die gesamten Prozesskosten übernehmen und mir 40.000 Schilling »Schmerzensgeld« zahlen – nicht einmal ein Zehntel des verursachten Schadens, aber immerhin…

... und sie bewegt sich doch!

In den letzten 15 Jahren haben sich in aller Stille Zigtausende Kranke, deren Freunde und Angehörige mit den von Dr. Hamer empirisch gefundenen »Naturgesetzen« seiner »Neuen Medizin« vertraut gemacht. Und Tausende zum Teil sehr bekannte und erfolgreiche Ärzte arbeiten auf der ganzen Welt im Geheimen bereits nach Dr. Hamers Krebs-Diagnosemethode (L 27, L 57).

»Märtyrer« sind gar nicht mehr notwendig! Wer sich weiterhin den üblichen, seit 50 Jahren weitgehend unveränderten Behandlungsmethoden hingeben will, der soll es bitte tun. Selbstbestimmung muss immer respektiert werden!

Der erste große Durchbruch der »Neuen Medizin« ist längst geschehen! Und die weitere Verbreitung dieses neuen, segensreichen

Wissens kann von keiner Macht der Welt mehr aufgehalten werden! Bis Galileis Entdeckungen sich endlich herumgesprochen hatten, mussten Jahrhunderte vergehen, im Zeitalter der Telekommunikation jedoch geht alles sehr viel schneller!

Auch wenn der »Friedenskrieg« (L 60) sich zur Zeit in allen Lebensbereichen zuspitzt, der Ausgang ist jetzt schon gewiß: Wahrheit wird erst verlacht, dann bekämpft und schließlich offenkundig…

Anmerkung: Einige Passagen dieses Artikels sind der Zeitung »täglich Alles« entnommen. »täglich Alles« und »Die ganze Woche« waren die einzigen Zeitungen, die ausgewogen und seriös über den Fall »Olivia« berichteten – Danke! Den detaillierten Hergang der Geschehnisse um die »Behandlung« seiner Tochter hat Helmut Pilhar in seinem Buch »Olivia – Tagebuch eines Schicksals« auf 610 Seiten mit 60 Farbfotos verewigt (L 58).

Nähere Infos unter www.pilhar.com.

2.

Sinnvolle Chemotherapie?

Diagnose Krebs!

Es gibt keinen Zweifel mehr, der Tumor muss behandelt werden. Meist wird die Empfehlung Operation und/oder Chemotherapie lauten. Welcher Patient weiß aber zu Beginn seiner Behandlung, was Chemotherapie überhaupt ist?

Definition

Unter größtmöglicher Schonung der gesunden Körperzellen sollen durch chemische Arzneimittel Tumorzellen abgetötet werden. Ursprünglich stammten viele der verwendeten Substanzen aus Heilkräutern. Da die Wirkstoffe der verschiedenen Pflanzen schwanken, begann man, die gleichen Wirkstoffe synthetisch herzustellen. Medikamente, die gegen Krebs eingesetzt werden, nennt man häufig »Zytostatika«. (Das Wachstum bösartiger Zellen wird gehemmt; Ruhen = Statik von Zellen = Zyten.) Chemotherapie wird als alleinige Behandlungsform bzw. vor, während oder nach einer anderen Therapie eingesetzt. So versucht man zum Beispiel bei Leukämie, Hoden-, Nieren- und Knochenkrebs ausschließlich Chemotherapeutika zu verordnen. Bei Brustkrebs zum Beispiel behandelt man nach der vollständigen chirurgischen Entfernung des Tumors mit Chemotherapie, um das Wachstum von »Tumormetastasen« zu hemmen.

Chemotherapeutische Behandlung

Auch die Form, in der Chemotherapie verabreicht wird, hängt von der Art der Krebserkrankung ab. Es gibt mehrere Möglichkeiten der Behandlung.

In ca. vier- bis sechswöchigen Abständen werden dem Patienten intravenöse Injektionen oder Infusionen mit einem oder mehreren Medikamenten verabreicht.

Bei manchen Chemotherapien ist es möglich, die gesamte Behandlung nur mit Tabletten durchzuführen. Die Form der Verabreichung der Medikamente sagt nichts darüber aus, wie weit der Tumor fortgeschritten ist. Werden Infusionen oder Injektionen verabreicht, heißt dies lediglich, dass dieses Zytostatikum nicht geeignet ist, über den Magen-Darm-Trakt aufgenommen zu werden. Wird das Medikament über Katheter ausgeschieden, liegt der Tumor an einer guten, vom Zytostatikum rasch erreichbaren Stelle.

Wirkung

Durch die Chemotherapie werden hauptsächlich kranke Zellen angegriffen, und zwar solche, die sich gerade teilen und dadurch den Tumor vergrößern. Zytostatika brechen somit die Zellteilung ab. Die Tumorzellen werden so stark geschädigt, dass sie absterben. Krebszellen in der Ruhephase sowie gesunde Körperzellen mit geringen Teilungsraten werden kaum angegriffen. Der Erfolg der Chemotherapie hängt im Wesentlichen von zwei Faktoren ab: Die Wirksamkeit ist umso höher, je mehr Krebszellen sich während der Behandlung in der Teilungsphase befinden.

Die Therapie erfolgt meist in Zyklen. Sind die aktiv wachsenden Krebszellen zerstört, treten die ruhenden Tumorzellen zur Teilung an. Das heißt, eine neuerliche konzentrierte Behandlung ist notwendig.

Nebenwirkungen!

Wie schon erwähnt, tritt die Wirksamkeit der Zytostatika vorwiegend in der Phase der Zellteilung ein. Dabei sind vor allem die Gewebe mit hohen Zellneubildungsraten von Nebenwirkungen betroffen – besonders die Darmschleimhaut, das blutbildende System und das Kopfhaar. Zu Übelkeit, Erbrechen und Appetitlosigkeit können weiterhin Durchfall bzw. Stuhlverstopfung kommen. Die Übelkeit während der Therapie versucht man heute mit Gegenmitteln zu bekämpfen.

Eine weit ernstere Nebenwirkung von Zytostatika ist die Hemmung der Blutbildung. Müdigkeit und Schwächegefühl während der Chemotherapie weisen auf Anämie hin (Rückgang der roten Blutkörperchen). Die Infektionsgefahr hingegen erhöht sich durch die sinkende Zahl der weißen Blutkörperchen. Sind jedoch zu wenig Blutplättchen (zur Blutgerinnung) vorhanden, kommt es häufig zu Nasenbluten oder gar zu Blutungen im Magen/Darmbereich. Regelmäßige Kontrollen des Blutbildes sind während der Chemotherapie auf jeden Fall notwendig.

Eine andere, meist psychische Belastung tritt beim Patienten durch den Haarausfall auf. Wochen bis Monate nach Absetzen der Behandlung wächst das Haar wieder nach. Eine weitere mögliche Nebenwirkung durch Chemotherapie ist Muskelschwäche. Die Finger und Zehen können zu kribbeln oder brennen beginnen, manche Medikamente verursachen ein taubes Gefühl in den Gliedern. Auch der Sexualbereich kann durch Zytostatika beeinflusst werden. Bei Frauen kommt es mitunter zu Unregelmäßigkeiten im Zyklus oder gar zum Ausbleiben der Blutung. Schwangerschaftsverhütung sollte oberstes Gebot während einer Chemotherapie sein, da es beim Embryo zu Entwicklungsstörungen kommen kann. Bei Männern ist die Zeugungsfähigkeit während einer Behandlung oft herabgesetzt bzw. ganz gehemmt. Bei jüngeren Männern kann sich dieser Umstand wieder normalisieren, es dauert aber mitunter einige Jahre. Bei einigen Zytostatika ist die Wahrscheinlichkeit, steril zu bleiben, relativ hoch.

3.

Josef Issels – ein Pionier der ganzheitlichen Krebsbehandlung

»Fight for your life« – kämpfe um dein Leben – heißt heute die Devise in Amerika für Krebskranke, da man längst erkannt hat, dass aktive Mitarbeit und das Verständnis des Patienten für seine Krankheit positive Auswirkungen auf das Krankheitsgeschehen haben.

Dienen – Pflegen – Heilen

Einer, der dies bereits vor 30 Jahren in Deutschland propagierte und – nicht nur dafür – heftig angefeindet wurde, ist der Arzt Josef Issels. Ausgehend von seinem »menschlichen« Anliegen, todgeweihten, also »austherapierten« Patienten Hilfe und Linderung ihrer Schmerzen angedeihen zu lassen, begann er sich mit vielen »alternativen« medizinischen Methoden zu beschäftigen und sie in seine ganzheitliche Krebsbehandlung einzubeziehen.

Schon als ganz junger Arzt wollte er »... ein wirklicher Therapeut, ein Dienender, Pflegender, Heilender, wie die wörtliche Übersetzung aus dem Griechischen lautet...« werden. Zum Schlüsselerlebnis wurde dem ausgebildeten Chirurgen, der bald eine Arztpraxis eröffnete, die Begegnung mit Dr. Ferdinand Huneke, dem Begründer der Neuraltherapie. Huneke, der von einem »Störfeld« im Körper als Krankheitsursache ausgeht, wurde damals von seinen Mediziner-Kollegen heftigst verspottet und kritisiert. Issels erlebte bei Huneke nicht nur den Erfolg seiner Behandlung, sondern auch dessen

Unerschütterlichkeit in der Anwendung seiner – von der Schulmedizin erst viel später anerkannten – Neuraltherapie.

Kranke Menschen, nicht Krankheiten

Issels lernte als Landarzt sehr bald ein Phänomen kennen, das in seiner medizinischen Ausbildung niemals erwähnt worden war: »Auf Erkrankungen mit ein und derselben Bezeichnung reagieren verschiedene Menschen ganz unterschiedlich« – und ein alter Landarzt, dem er assistierte, lehrte ihn, dass »die äußere Erscheinung, der Körperbau, die Haltung, die Gesichtsfarbe, die Beschaffenheit der Haut, die Augen, die Stimme, die Hände, die Bewegungen – all dies in seiner Gesamtheit – bereits eine ärztliche Diagnose auf den ersten Blick gestatteten«. Dies war der Beginn der lebenslangen Beschäftigung mit »kranken Menschen« und nicht mit »Krankheiten«, die Dr. Issels heilen wollte.

Individuelle Therapie

Er erweiterte seine Behandlungsmethoden durch Homöopathie, die Verabreichung von Spenglersan – ein vom Schweizer Lungenarzt Dr. Carl Spengler entwickeltes Heilmittel –, er arbeitete mit Blutegeln, Entgiftungsdiäten und versuchte verschiedene Fieber-Therapien.

»Es galt, sowohl für die Forschung als auch für die tägliche Praxis, eine Zusammenarbeit zwischen der chemisch-physikalisch und der gesamtbiologisch orientierten Medizin anzustreben«, stellte er damals fest. Im Gegensatz zu vielen Naturheilern und Ärzten, die neue Therapien anwendeten, stimmte Issels eine Kombination der verschiedensten Therapieformen ganz individuell auf den einzelnen Patienten ab.

Krebs als »chronische Krankheit«

Und er erkannte, »... dass emotionale Dauerbelastung immer auch die physische Abwehrkraft in Mitleidenschaft zieht und zum Verlust der immunologischen Resistenz führen kann«.
Issels wurde mit seiner eigenen Praxis als Krebsarzt für »austherapierte« Patienten zur »letzten Hoffnung«. Aus ganz Deutschland und den angrenzenden Nachbarstaaten kamen Todgeweihte zu ihm, die er oft nicht heilen konnte. Aber es gelang ihm, ihre Lebenszeit zu verlängern und vor allem beschwerdefreier zu gestalten. Während damals – um 1950 – die Krebstherapie vor allem damit beschäftigt war, den Tumor zu entfernen und Metastasen zu behandeln, erkannte Issels lange vor der Bildung bösartiger Tumore ein »vorkrebsiges« Stadium.

Krebs, so meint Issels, sei demnach »... nicht als lokal fixiertes Leiden, sondern als chronische Allgemeinerkrankung des Organismus zu definieren. Der Tumor ist nicht Ursache, sondern Produkt der Krebskrankheit, ihr Haupt- und Spätsymptom«.

Die Ringberg-Klinik in Rottach-Egern

Nach der Eröffnung seiner Privat-Klinik in Rottach-Egern in Bayern kann Issels intensive Forschungen und eine genaue statistische Aufzeichnung über die Chancen ganzheitlicher Krebstherapie durchführen. Hierher kommen zwar noch immer viele Krebspatienten »zum Sterben«, es werden aber auch bemerkenswerte Behandlungserfolge erzielt. Während Fachkollegen skeptisch bis ablehnend bleiben, avanciert Issels in der Regenbogenpresse zum vielbeachteten »Krebs-Wunderdoktor«, und es kommt zu Spekulationen über unangemessene Honorarforderungen gegenüber wohlhabenden Patienten.

Nach einer Anzeige von Angehörigen verstorbener Krebspatienten wird Issels überraschend inhaftiert, seine Klinik wird geschlossen.

Schließlich kommt es zu einem aufsehenerregenden Prozess wegen fahrlässiger Tötung an zwei Patienten, der mit einem Freispruch des Arztes in allen Punkten der Anklage endet. Der »Krieg« innerhalb der Fachmedien geht allerdings weiter, was Issels einmal sarkastisch kommentiert: »Die Ärzte bekämpfen einander wesentlich wirkungsvoller als den Krebs.«

Rehabilitation und medizinische Anerkennung

Während Issels seine Krebstherapien mit einem Mitarbeiterstab in der wiedereröffneten Ringberg-Klinik weiterentwickelt, erlebt er nach und nach eine Öffnung der »Schulmediziner-Front«. Doch erst als seine Klinik von internationalen Fachkollegen besucht und positiv beurteilt wird, kann er auf Kongressen und in Publikationen seine grundsätzlichen Behandlungsansätze von Krebskranken darlegen:

»Aus jahrzehntelanger Forschung und Erfahrung am Krankenbett verstehe ich unter einer optimalen Krebstherapie die sinnvolle Kombination aller lokalen, auf den Tumor ausgerichteten Behandlungsmaßnahmen und der ganzheitlichen Basistherapie zur Regeneration körpereigener Abwehrfunktionen...« Man könne allerdings weder auf Operationen noch auf Chemo- und Strahlentherapie verzichten. Hätte Issels an diesen Dogmen der Schulmedizin gerüttelt, wäre es wohl zu einem zweiten Prozess gekommen...

»Es gelingt leider nicht, Krebspatienten durch eine Ernährungsumstellung auf »stoffwechselaktive Kost«, durch Neuraltherapie, Homöopathie oder durch Verabfolgung von Mistelpräparaten, Vitaminen oder Enzymen allein von ihren Leiden zu befreien. Wie dies ja auch nicht bei den weitaus meisten Tumormanifestationen durch alleinige Anwendung der »klassischen« Waffen der Fall sein kann. Ebenso wenig, wie man aus seltener Erfahrung die Regel machen kann, die psychotherapeutische Beeinflussung allein könne ein Malignom zum Verschwinden bringen.

Wohl aber sind all diese Maßnahmen unter einem umfassenden Konzept zu koordinieren, um das Leiden in seinen vielfältigen geistigen, seelischen und leiblichen Komponenten kausal, also von Grund auf, in seinen Ursachen beseitigen und so zur anhaltenden Heilung bringen zu können.«

Alle wörtlichen Zitate stammen aus dem Buch: »Mein Kampf gegen den Krebs» von Josef Issels, das 1981 im Bertelsmann Verlag München erschienen ist. (L 33)

4.

Die Mistel – eine Pflanze mit mystischer Vergangenheit und krebstherapeutischer Zukunft

Schon seit vielen Jahrhunderten gehört die Mistel zu den Heil- und Kultpflanzen. In der Hildegard-Medizin und bei Pfarrer Kneipp ist die Mistel zu finden, und ihre kultische Verwendung bei Taufen und Hochzeiten ist in manchen Gegenden Englands und der Bretagne bis heute üblich. Auch bei uns sind die Mistelzweige in der Weihnachtszeit an Haustüren zu finden und sollen Glück und Gesundheit für die Bewohner bescheren.

Mistelextrakt als Medizin

Die Mistel hat aber nicht nur »Zauberkräfte«, die zum Teil schon die Druiden nutzten, sondern sie ist seit jeher auch Medizin. Zur Kräftigung des Herzmuskels, gegen Arterienverkalkung und Rheuma werden Mistelpräparate längst in der Pharmazie verwendet. Im Zusammenhang mit Krebs wurde die Mistel erstmals von dem Anthroposophen Rudolf Steiner als »Krebskiller« bezeichnet. Er empfahl, Mistelextrakte unter die Haut zu injizieren, um Krebsgeschwüre »zerschmelzen« zu lassen. Heute hat die Mistel sogar Einzug in die ganzheitliche Krebsmedizin gefunden, nachdem sie anfänglich äußerst skeptisch betrachtet worden war.

Zellwachstum wird gehemmt

Schon lange war bei gewissen Krebsarten die »tumorzersetzende« Wirkung von Mistelpräparaten beobachtet worden, die jedoch vorerst nicht wissenschaftlich nachgewiesen werden konnte. Inzwischen wurden von Krebsforschern (zum Beispiel Prof. Dr. H. Heine in Deutschland) spezielle Mistelpräparate entwickelt, mit denen beachtliche Behandlungserfolge erzielt werden konnten. Es gibt Laboruntersuchungen, die in Versuchsreihen beweisen, dass Mistelextrakte das Zellwachstum hemmen (L 54). Das Besondere daran: Krebszellen werden stärker gehemmt als gesunde Zellen. In manchen Fällen konnte auch bewiesen werden, dass nicht nur das Wachstum der Krebszellen gestoppt, sondern auch lebende Krebszellen durch die jeweilige Dosierung an Mistelextrakten gekillt wurden und Tumore gänzlich verschwanden (L 24). Darüber hinaus dürften Mistelpräparate stimulierend auf die natürlichen Killerzellen im Organismus – also die körpereigene Abwehr – wirken. Es wurden eindeutige klinische Beobachtungen gemacht, dass nach einer Behandlung mit Mistelpräparaten das gesamte Wohlbefinden und die Lebensdauer von Krebspatienten gesteigert werden konnten.

Begleitende Misteltherapie

Und genau in diesem Bereich wird der Misteltherapie große Aufmerksamkeit entgegengebracht. Bekanntlich stellt eine Krebstherapie, ob sie nun mit einer Operation, Bestrahlungen oder langwierigen, chemischen Nachbehandlungen verbunden ist, für den Patienten eine große – oft zu große – Belastung dar. Die Nebenwirkung von stark dosierten Medikamenten und die Langzeitfolgen solcher Behandlungen können durch die allgemeine Schwächung des Krebspatienten, seine durch die Krebstherapie zerstörte Körperabwehr und die damit verbundene Infektionsanfälligkeit lebensgefährdend sein.

»Die Mistel«, so meint auch der österreichische Präsident der Akademie für Ganzheitsmedizin in Wien, Prof. Stacher, »ist sicher kein Krebs-Allheil-Mittel. Denn das gibt es überhaupt nicht. Zu vielfältig und zu unterschiedlich sind Diagnosen und Krankheitsentwicklungen, um überhaupt je von einem Universal-Krebsmittel sprechen zu können. Nicht jeder Tumor reagiert auf Mistelpräparate, und nicht in jeder Wachstumsphase reagiert er gleich.« Es gäbe aber bereits, so Stacher, recht gute Behandlungserfolge zwischen einzelnen Behandlungseinheiten und in der Nachbehandlung mit Mistelextrakten. »Nachdem heute – und das hat der letzte Kongress der Akademie für Ganzheitsmedizin in Wien gezeigt – Verbesserungen beim Krankheitsbild des Patienten möglich sind, muss man diesen Möglichkeiten jedenfalls auch wissenschaftlich nachgehen.«

Viele offene Fragen

Es kommt offensichtlich, so die internationalen Experten, nicht nur auf eine exakte Zeitfolge und Dosierung des Mistelpräparates an, sondern auch auf den Baum, auf dem die Mistel wächst. Der deutsche Genetiker Prof. Mechelke und sein Team sind in ihren seit zehn Jahren laufenden Forschungsreihen auf höchst interessante Details gestoßen: Je nach Wirt ist die Mistel für bestimmte Krebsarten mehr oder weniger geeignet (L 1).

Vielleicht liegt auch in der »Strahlenabwehrfunktion«, die Misteln an Bäumen erfüllen, der Schlüssel zur Wirksamkeit von Mistelextrakten.

Fieber durch Misteln

Während heute chemisch erwiesen ist, dass es vor allem bestimmte Lektine, also spezielle Eiweißstoffe sind, die in Kombination mit den misteleigenen hochwirksamen Giftstoffen zytotoxisch wirken, erscheint den Medizinern auch eine weitere – bisher ungeliebte – Nebenwirkung von Mistelpräparaten an den Behandlungserfolgen mitbeteiligt: das Fieber, das nach dem Injizieren der Mistelextrakte auftritt.

Nach Behandlungserfolgen mit »künstlichem Fieber« und Wärmebehandlungen in der Krebstherapie wird auch in diesem Bereich intensiv geforscht. Große Hoffnung wird auch auf die Behandlung bereits resistenter Tumorzellen gesetzt, die bereits auf anfänglich wirksame Medikamente eine Unempfindlichkeit entwickelt haben. In manchen Fällen wurde bei diesen Tumoren sogar eine erhöhte Empfindlichkeit auf Mistelpräparate festgestellt.

Die Mistel, dieser sagenumwobene, äußerst langsam wachsende »Schmarotzer« ist somit einer der großen Hoffnungsträger für Ärzte und Patienten auf der Suche nach neuen, verträglicheren »Krebs-Killern« geworden. Anfangs von Krebsexperten eher belächelt, wird durch die Einbeziehung von Naturheilmitteln wie der Mistel eine Entwicklung forciert, die längst von Ganzheitsmedizinern gefordert wird: Unkonventionelle Therapieformen mit etabliertem »schulmedizinischen Wissen« zu kombinieren und auch in der Krebstherapie den Blick vom betroffenen Organ weg auf den gesamten Organismus, auf den individuellen Menschen in seiner psychischen und physischen Ganzheit und seinem persönlichen Umfeld zu richten.

Künstliches Fieber ohne die oft unangenehmen Nebenwirkungen der Misteltherapie kann nur mit »Hyperthermie« erreicht werden. Nähere Informationen unter www.hyperthermie.at.

5.

Schulmedizin auf dem Holzweg

Krebs ist eine Krankheit des ganzen Organismus, an der immer Körper, Geist und Seele beteiligt sind. Wobei seelische Störungen als Krebsursache sicher eine alles überragende Bedeutung haben. Der Obmann der Oberösterreichischen Kinderkrebshilfe Johann Bernreiter ging noch einen Schritt weiter: »... Die ganze Familie, die Situation in der Schule, das ganze technische und soziale Umfeld muss mit einbezogen werden, wenn wir erfolgreich sein wollen!« Die bekannten Krebsärzte Issels, Hackethal und Hamer sehen bzw. sahen das genauso. Mit dem Herausschneiden einer Krebsgeschwulst allein ist es nicht getan.

Während eine behutsame Operation in einigen Fällen aber durchaus noch nützlich sein kann, richtet der in der Regel folgende Gift- und Strahlenkrieg gegen die verbleibenden Krebszellen in unserem Organismus wesentlich mehr Schaden als Nutzen an. Egal, ob es sich um Radioaktivität oder Zellgifte handelt, die zur Bekämpfung der Krebsgeschwulst eingesetzt werden, jeder Angriff auf die Tumorzelle ist zugleich auch ein Angriff auf jede andere lebende Zelle im Organismus.

Nach wie vor stirbt jeder vierte Europäer an Krebs, zum Teil unter den schrecklichsten Bedingungen, die man sich nur vorstellen kann. Nach wie vor werden jedes Jahr einhunderttausend unschuldige Tiere bei sinnlosen Versuchen für die Krebstherapie gequält und getötet. Und das seit über fünfzig Jahren. Heilung wird von der Schulmedizin gar nicht mehr angestrebt, sondern nur so genannte

5-Jahres-Überlebensraten. Manche Ärzte sprechen dann von Heilung. Aber ist eine Frau, der eine Brust amputiert wurde, geheilt? Sind die einhunderttausend Frauen, denen jährlich in Deutschland »vorsorglich« die Gebärmutter entfernt wird, geheilt? Geheilt ist ein Mensch doch erst dann, wenn er wieder ganz ist. Und davon ist die Schulmedizin meilenweit entfernt.

Wie hilflos die Schulmedizin bei Krebs ist, zeigt sich auch daran, dass der Krebspatient nach der Behandlung in der Regel mit seiner Angst und seiner Unsicherheit völlig allein gelassen wird. »Wenn das Auto repariert ist, widmet sich der Mechaniker einem neuen Geschäft.« Die Betreuung der amputierten, verstrahlten und vergifteten Patienten wird privaten Selbsthilfegruppen überlassen.

Und die so genannte Früherkennung entpuppt sich bei näherer Betrachtung als heimtückische Falle, denn bis heute kann die Schulmedizin nicht zwischen Haustierkrebs und Raubtierkrebs (L 26) bzw. zwischen inaktivem und aktivem Krebs (L 27) unterscheiden. Und das hat fatale Folgen! Tagtäglich wird Sachkompetenz vorgetäuscht, wo keine ist – und das bei Hunderttausenden Patienten (L 15)! Die offizielle Krebsforschung tritt seit fünfzig Jahren praktisch auf der Stelle. Selbst die erfolgreiche Anwendung der Photodynamik (L 25) kann darüber nicht hinwegtäuschen, denn auch sie ist ja letzten Endes nur eine Symptomtherapie. Ungeachtet dieser Fakten wird das große Geschäft mit der Hoffnung, dass man Krebs mit den derzeitigen schulmedizinschen Methoden heilen könne, fortgesetzt.

Dabei ist es gerade die Schulmedizin, die den Krebs zum Schrecken der Menschheit gemacht hat. In Wahrheit ist Krebs nämlich eine Krankheit wie jede andere! Jedenfalls in 80 bis 90% aller Fälle. In Wahrheit hat jeder von uns – auch Sie und ich – schon mehrmals in seinem Leben Krebs gehabt und ist damit auf ganz natürliche Weise alleine fertig geworden!

»Warum sterben dann noch immer so viele Menschen an Krebs?«, fragen Sie jetzt vielleicht. »Und warum vertrauen die meisten Krebskranken nach wie vor den umstrittenen Therapie-Methoden der Schulmedizin? Wenn es wahr wäre, dass fast jeder auf natürliche Weise geheilt werden kann, warum hat sich diese »Wahrheit« dann nicht schon längst herumgesprochen?«

Dafür gibt es mindestens vier schwerwiegende Gründe:

1. Weil sich in den letzten fünfzig Jahren – ähnlich wie bei der Atomenergie – ein Milliardenimperium etabliert hat, an dem alle Beteiligten – von der Pharma-Industrie bis zum Krebs-Chirurgen – bestens verdienen: »60 Milliarden Mark wurden seit 1955 allein in der BRD für die Behandlung von Krebs ausgegeben und 2,4 Milliarden für die Krebsforschung« (L 3), klagte der bekannte Biochemiker und Kybernetiker Frederic Vester schon 1981(!!!).

2. Weil jeder Arzt, der sich zu stark von den Dogmen der Schulmedizin entfernt, früher oder später mit seiner Standesvertretung, der Ärztekammer, ernste Schwierigkeiten bekommt. Und welcher Arzt ist schon dazu bereit, seine Existenz aufs Spiel zu setzen? Wären Sie es? Nur die Mutigsten und Edelsten gehen den Weg der Wahrheit!

3. Weil sich die meisten Menschen lieber von des Teufels Großmutter »behandeln« lassen als selbst die Verantwortung für ihre Gesundheit zu übernehmen. Wir alle mit unserer verdammten Bequemlichkeit haben die Schulmedizin zu dem gemacht, was sie heute ist: ein riesiger »Symptom-Verschiebebahnhof« …

4. Weil die hier abgedruckte Wahrheit so stark von dem abweicht, was Sie und die meisten Menschen für die Wahrheit

halten. »Jedem nach seinem Glauben«, sagt Jesus (L 14, L 40) – und so geschieht es auch. In unserer hochtechnisierten Welt müssen wir erst wieder lernen, die Wunder der Natur so »wahr«zunehmen, wie sie sind. Wir müssen erst wieder lernen, auf unseren »inneren Therapeuten« (L 12) zu hören, der uns, wenn wir ihn darum bitten, von jeder Krankheit, auch von Krebs, befreien kann…

6.

Krebsfeind Nummer 1: Der Sauerstoff

Krebserkrankungen haben in den letzten Jahrzehnten zugenommen. Die Weltgesundheitsorganisation (WHO) prognostiziert einen weiteren Anstieg. Derzeit ist nur jeder vierte Krebskranke zu heilen. Damit ist gemeint, dass der Patient nach der Erstdiagnose noch mindestens fünf Jahre lebt. 50% der Patienten können beschwerdearm bzw. -frei von Schmerzen gehalten werden. Ein Viertel der Erkrankten hat trotz sorgfältigster Therapie wenig Chancen im Kampf gegen den Krebs. Viele Wissenschaftler haben sich schon mit Krebs, dessen Merkmalen und Behandlung beschäftigt. Immer noch viel zu wenig wird nach den Ursachen der Krebserkrankung gefragt. Die Schulmedizin begnügt sich immer noch damit, Symptome zu bekämpfen.

Krebsursache Sauerstoffnot

Die Krebsforschung geht weit zurück. Auch Prof. O. Warburg (L 48, L 49), der Nobelpreisträger des Jahres 1931, hat sich mit Krebs beschäftigt. Er bezeichnete den Krebs als Säurekrankheit Nummer 1. Warburg kommt bei seinen Forschungen zur Einsicht, dass die eigentliche Ursache des Krebses die »Sauerstoffnot« ist, die in weiterer Folge zu einem Säurestoffwechsel (Gärung) führt. Nach dem deutschen Mediziner Dr. Paul G. Seeger (L 48) wird Krebs durch eine Vielzahl krebserzeugender Stoffe in der Nahrung und Atemluft sowie durch Stress und psychische Belastung verursacht. Diese »Ingredienzien« zerstören in den Zellen die Fermente der

Atmungskette. Die Zellen können dann nicht mehr atmen, ihre Energie und Wärmeproduktion nimmt ab. Die Zelle geht zugrunde oder beginnt, um überleben zu können, zu gären. Gärung wiederum ist gekennzeichnet durch unkontrolliertes, wucherndes Wachstum (siehe Sauerteig). Sauerstoffmangel kann im ganzen Körper oder nur an gewissen Organen auftreten. Der allgemeine Sauerstoffmangel ist meist blutbedingt, zum Beispiel durch Blutarmut hervorgerufen. Lokaler Blutmangel tritt beispielsweise bei Arterienverkalkung, Thrombosen bzw. Embolien und Infarkten auf. Auch wenn immer wieder Kritik an dieser Theorie aufkommt, eine Störung der Sauerstofflieferung, der Sauerstoffverwertung und die damit auftretende Schädigung der Zellatmung spielen sicherlich bei der Krebsentstehung eine bedeutende Rolle.

Zellatmung aktivieren

Dr. Seeger hat mit Hilfe elektrochemischer Atmungsmessung erwiesen, dass die Zellatmung mit bestimmten Stoffen (Zellatmungs-Aktivatoren) angeregt werden kann. Durch Aktivierung dieser Zellatmung gelang es ihm wiederholt, bösartige Neubildungen kleiner werden bzw. verschwinden zu lassen.

Breuß-Kur

Bereits 1950 entwickelte der österreichische Heilpraktiker Rudolf Breuß (L 5) seine Breuß-Saftfastenkur. Damit pflegte er, Krebskranke zu heilen. Während 42 Tagen dürfen die Patienten keine feste Nahrung zu sich nehmen. Lediglich bis zu ein Liter einer Gemüsesaftmischung (60% Rote-Rüben-Saft, 20% Karottensaft, 10% Selleriesaft, 5% Rettichsaft und 5% Kartoffelsaft) sowie zwei Liter Kräutertee, vor allem Storchenschnabeltee aus dem roten Storchenschnabelkraut, sind erlaubt. Durch das Fasten können Kohlehydrate, Fette und Eiweiße den Stoffwechsel nicht belasten. Die Zellatmungsaktivatoren entfalten so ihre optimale Wirkung:

- in der Roten Bete der rote Farbstoff,
- in der Karotte das Carotin,
- in der Sellerie die Mineralstoffe (vor allem Kalium),
- im Rettich die Senföle.

Die Rote Bete

Nachdem schon 1955 Ferenczi (L 18) als Erster die Wirkung der Roten Rübe an Krebskranken erprobte, untersuchten Seeger und Schacht 1960 die Inhaltsstoffe der Roten Rübe. Wichtig ist es, so Seeger, den sauren, rot bis violettrot gefärbten Rote-Bete-Saft zu wählen. Die rote Variante des Farbstoffes gilt als die wirksamste Form des Saftes. Die wichtigsten Inhaltsstoffe:

- Betacyanfarbstoff
- 14 Aminosäuren (vielleicht Stabilisatoren im Zellstoffwechsel)
- Allantoin
- ätherisches Öl
- hoher Gehalt an Vitaminen und Rutin (stoffwechselaktivierend)
- hoher Gehalt an Mineralstoffen und Spurenelementen (Kieselsäure aktiviert körpereigene Abwehr)

Die positive Wirkung des Rote-Rüben-Saftes für die Vorbeugung und Behandlung von Krebserkrankungen ist vorwiegend den Farbstoffen zu verdanken. Sie sind auch in Heidelbeeren, schwarzen Johannisbeeren, Holunderbeeren, im roten Wein und Johanniskraut zu finden. Mit Rote-Rüben-Saft kann Krebs allein wahrscheinlich nicht geheilt werden, der Saft kann jedoch eine wichtige Ergänzung der Behandlung darstellen.

Sauerstoff: Heilmittel und Waffe

Sowohl die alternative als auch die Schulmedizin bedienen sich des Sauerstoffes bei der Krebsbehandlung. Bei der alternativen Medizin gilt Sauerstoff als »Aktivierer der Zellatmung«. In der Schulmedizin wird er mit Hilfe der Lasertherapie als »Waffe« eingesetzt. Krebszellen schmelzen.

Photodynamische Therapie

Neue Hoffnung für viele Krebskranke bietet das Krankenhaus Lainz in Wien, Abteilung für Strahlentherapie. Eine neue Behandlungsmethode für »oberflächliche« Karzinome (zum Beispiel Haut, Brust, Mundbereich, Gynäkologie) wird dort praktiziert (L 25). Wo die Behandlung mittels üblicher Standards – Operation, Bestrahlung, Chemotherapie – zu keinem befriedigenden Ergebnis führt, zeigt die photodynamische Therapie ihre Wirkung. Dem Patienten wird der Farbstoff Hämatoporphyrin, ein naher Verwandter des Blutfarbstoffes, injiziert. Der so genannte »Photosensibilisator« lagert sich in allen Zellen des Körpers ab. Innerhalb von 24 Stunden scheidet gesundes Gewebe den Farbstoff wieder aus, die Krebszellen bleiben länger eingefärbt. Diesen Umstand macht man sich zunutze: Die gut sichtbaren Krebszellen werden mit Laser bestrahlt. Das rote Laserlicht wandelt in den noch »gefärbten« Zellen Sauerstoff in seine chemisch aktive Form um. Der aktive Sauerstoff setzt für eine Billionstelsekunde eine aggressive Substanz frei, welche die Krebszellen zum Schmelzen bringt. Während der Behandlung ist der Körper besonders lichtempfindlich. Daher muss der Patient einige Zeit in einem abgedunkelten Raum liegen, Sonnenlicht meiden und eine dunkle Brille tragen.

Ein Wundermittel? In gewisser Weise schon: Nebenwirkungen und Spätfolgen wurden bis jetzt nicht festgestellt. In Japan verliefen Behandlungen mit Laserlicht auch bei Lungenkrebs bereits äußerst vielversprechend. Um die Lunge zu erreichen, verwendet man Glasnadeln als Lichtleiter. Nachteile dieser Therapie gibt es trotzdem: Es kann nicht jeder Tumor behandelt werden. Er muss klein sein und an der Oberfläche bzw. in einem Hohlorgan liegen, sonst ist eine Behandlung mit Photodynamik (noch) nicht möglich. Mediziner können sich aber durchaus vorstellen, dass die photodynamische Therapie die Behandlungsmethode der Zukunft werden könnte.

Für alle Menschen, die sich aus irgendwelchen Gründen nicht mit den wahren Ursachen ihrer Erkrankung beschäftigen können oder wollen, ist die Photodynamik die beste aller Krebs-Therapieformen der Schulmedizin.

7.

Das Krankenhaus-Experiment: Fastenkur ließ Krebs verschwinden

Wie ist das möglich? Das fragten sich auch die Ärzte der Krebs-Nachsorgeklinik in Bad Sooden-Allendorf, BRD. Eine Fastenkur brachte bei vier von acht Patienten, die man bereits aufgegeben hatte, den Krebs zum Verschwinden.

Acht dieser Krebspatienten hatten auf eigenen Wunsch zu dieser Behandlung gedrängt. Sie hatten gehört, dass ein Heilpraktiker in Österreich mit einer Saftfasten-Kur »Todkranke geheilt« habe. Nun wollten sie diesen letzten Versuch auch wagen.

Bei allen acht Kranken war das Leiden so weit fortgeschritten, dass andere Therapien nicht mehr anwendbar waren oder keinen Erfolg mehr versprachen.

»Jeder in der Krebstherapie tätige Arzt wird irgendwann Patienten gegenüberstehen, gegen deren fortgeschrittenes Leiden kein gängiges Mittel mehr zur Verfügung steht«, schreibt Professor Dr. Friedrich Douwes zu diesem Behandlungsversuch in der Zeitschrift Krebsgeschehen (L 11). »Dann stellt sich die Frage, auch die Außenseiter-Therapien unter klinischen Bedingungen durchzuführen und zu überprüfen.«

Die acht Patienten erhielten nun 42 Tage lang keine feste Kost. Täglich tranken sie einen halben bis einen Liter »Breußsaft« (L 5, L 18). Dazu kamen täglich zwei Tassen Gemüsebrühe und zwei Liter mineralarmes Wasser sowie Kräutertees aus Salbei, Storchenschnabel,

Zinnkraut, Brennessel oder Johanniskraut. Medikamente wurden, außer gelegentlich Schmerzmittel, nicht verabreicht.

Alle acht Patienten trafen sich täglich zu einer Bewegungstherapie und zu psychologischen Gruppengesprächen.

Das Ergebnis nach Abschluss der 42-tägigen Fastenkur überraschte alle:

- ➢ Bei zwei der acht Patienten war der Krebs völlig verschwunden (Vollremission). In einem Fall handelte es sich um einen Mann mit Lymphdrüsenkrebs (Morbus Hodgin, Stadium IV B), im anderen um eine Frau mit so genannten Metastasen nach Brustkrebs.

- ➢ Bei zwei Patienten wurde eine Teilremission erreicht, die so genannten Metastasen bildeten sich zurück. Diese vier Patienten lebten noch ein Jahr nach der Therapie weitgehend beschwerdefrei.

- ➢ Bei einem Patienten wurde ein Stillstand des Tumorwachstums erzielt, der etwa ein halbes Jahr lang anhielt.

- ➢ Drei Patienten starben während der Kur oder kurz danach. Bei ihnen war die Krankheit (bzw. die »Therapie«) offenbar schon zu weit fortgeschritten gewesen.

Während der Kur nahmen die Patienten durchschittlich 11,4 Kilo ab. Vier Wochen später hatten sie ihr Ausgangsgewicht wieder erreicht. Das Saftfasten führte bei allen Behandelten zu einer spürbaren körperlichen und seelischen Erholung. Ihre Leistungsfähigkeit verbesserte sich. Sie brauchten nur noch wenige oder gar keine Schmerzmittel mehr.

So berichtet Rudolf Breuß über das Krankenhaus-Experiment

1982 war ich vom 9. bis zum 13. Dezember in sechs Werner-Wicker-Kliniken, in Bad Wildungen und auch in Bad Sooden-Allendorf. Hier haben acht von den Ärzten aufgegebene Krebskranke auf eigenen Wunsch meine »Krebskur total« gemacht. Alle wussten, woran sie waren. Als ich am 10. Dezember dort war, hatte man mir alle acht in einem Raum vorgestellt. Ich hatte nur traurige Gesichter vor mir. Als ich ihnen dann aber erklärt hatte, dass Krebs eigentlich gar keine Krankheit ist, dass es nur ein selbstständiges Gewächs sei, das mit einer Saftkur ausgehungert werden könne, da haben sich die Gesichter freudig und hoffnungsvoll verändert. Außerdem erklärte ich ihnen, dass man mit meiner Kur auch noch viele heilen könne, die, wie sie, schon operiert, bestrahlt oder mit Chemotherapie behandelt worden seien.

Die von mir angesprochenen Patienten hatten schon zehn Tage meiner Kur hinter sich und schon eine wesentliche Besserung verspürt. Nachdem alle wieder in ihre Zimmer zurückgekehrt waren, sagten mir die Ärzte Folgendes: Nach fünf Tagen Saftkur hatten alle acht bereits ein um einen Zentimeter kleineres Herz, was schon ein großer Erfolg sei.

Ab dem zwölften Kurtag, also ab dem 12. Dezember 1982, brauchte keiner dieser acht Patienten mehr schmerzstillende Mittel. Als ich eben an diesem 12. Dezember das zweite Mal dort war, haben mir die Ärzte gesagt: »Wenn nur einer von diesen acht Patienten mit dem Leben davonkommt, dann ist es schon großartig ...«

Wie Rudolf Breuß den Krebs aushungert

In Bludenz, Vorarlberg, lebte über 90 Jahre lang der geniale Naturheiler Rudolf Breuß, der mit seiner Arbeit immer wieder für Aufregung unter der etablierten Ärzteschaft sorgte. Nicht zuletzt deshalb, weil in Österreich der Beruf des Heilpraktikers bis heute nicht gesetzlich verankert ist. Seine ehemaligen Patienten aber schrieben ihm rührende Dankesbriefe für ihre an Wunder grenzenden Heilungen – bis 1991 über 22.000 Stück! Strenges Fasten mit Gemüsesäften und eigens aufeinander abgestimmten Teemischungen, das ist die »Krebskur total« (L 5), die bis heute im Kreuzfeuer medizinischer Diskussion steht.

Vom Kranken zum Heiler

Rudolf Breuß selbst wurde bereits in frühen Jahren das Opfer einer unendlich langen und qualvollen Krankheit mit Magen- und Darmstörungen und anschließender Radikaloperation. Schon damals zog er sich den Unwillen seiner Behandler zu, weil er – als intuitiver Beobachter – ohne komplizierte Apparaturen und Messgeräte die Diagnose schneller parat hatte. In nächtelangem Studium einschlägiger Naturheilbücher eignete sich Rudolf Breuß dann nach und nach sein umfassendes Wissen an, mit dem er während eines Zeitraumes von vierzig Jahren – nach eigenen Aussagen – rund 40.000 zum Teil unheilbar Kranken half.

Fasten als Heilmittel

Mit Hilfe der »Irisdiagnose« konnte Rudolf Breuß bei seinen Patienten innerhalb kürzester Zeit Art und Ausmaß der organischen Schäden orten. Und bald machte er die Erfahrung, dass sowohl bei kurzfristigen Bagatellstörungen als auch bei chronischen Erkrankungen immer das Fasten eine umfassende Entlastung des gesamten Organismus darstellte. Kombiniert mit speziellen biologischen Gemüsesäften und entschlackenden Teemischungen konnte sich der kranke Körper – durch Fasten entgiftet – nach Breuß' Beobachtungen mit voller Energie auf die Bekämpfung der Haupterkrankung konzentrieren.

Säfte als »Krebs-Killer«

Nach der Vorstellung von Rudolf Breuß kann Krebs ohne feste Nahrung nicht überleben. Entzieht man nun der Geschwulst die Nahrung, so »frisst« der durch die Saftkur gestärkte Organismus die kranken Zellen auf. Dazu ist es allerdings notwendig, 42 Tage ohne Nahrung auszukommen, in denen nur Teemischungen und ein eigens zusammengestellter Gemüsesaft erlaubt sind. Und dieser »Breuß-Saft« hat eine ganz spezielle Zusammensetzung: 60% Rote Rüben, 20% Karotten, 10% Sellerie, 5% Rettich und 5% Kartoffeln. Wissenschaftliche Forschungsergebnisse bestätigen dem »Breuß-Saft« einen hohen Gehalt an Zellatmungsaktivatoren (L 18, L 48). Und funktioniert erst die Zellatmung wieder, ist keine krebsige Vermehrung mehr zu befürchten.

8.

Rudolf Breuß: Operation ohne Messer

Dankschreiben an Rudolf Breuß

»Ich hatte am 19. September 1972 an der rechten Brustseite einen großen harten Knoten festgestellt. Mein Hausarzt überwies mich sofort zur Operation ins Krankenhaus. Da ich aber von der Krebssaftkur nach dem Rezept von Herrn Breuß wusste, verweigerte ich den geplanten Eingriff und machte diese Kur. Nach drei Wochen Saftkur hatte sich der Knoten schon verändert und nach Ablauf der 6-wöchigen Kur war von dem Knoten überhaupt nichts mehr zu spüren. Mein Hausarzt staunte über den Erfolg und erklärte mir, dass es bei dieser Größe eine Totaloperation gewesen wäre. Ich bin sehr glücklich, dass ich dank meines Kurerfolges mit meinen vierzig Jahren nicht schon als deprimierter Mensch weiterleben muss. Herrn Breuß, der mit seiner Saftkur schon vielen Menschen geholfen hat, und nicht zuletzt unserem Herrgott sei von Herzen gedankt. Ich kann nur wünschen, dass Herr Breuß mir und vielen anderen Patienten noch recht lange mit Rat beistehen kann.«

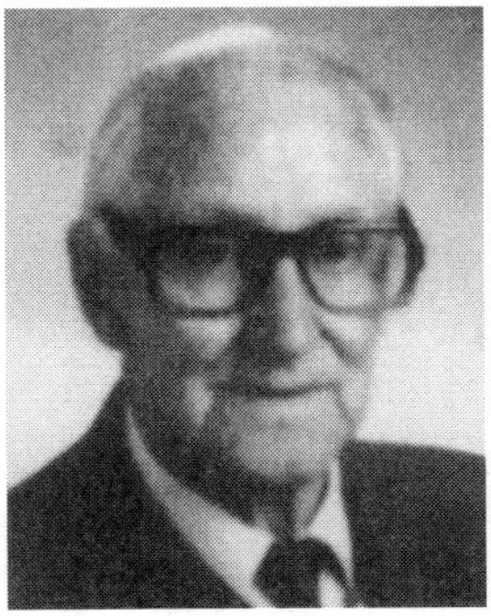

Rudolf Breuß

Diesen Brief schrieb Frau G.S. aus Wangen im Allgäu, BRD am 7. Februar 1973. Als wir uns 1985 nach ihrem Befinden erkundigten, war alles in bester Ordnung.

»Im Jahr 1950 wurde bei mir ärztlich Magen- und Darmkrebs festgestellt. Ich sollte operiert werden, konnte mich aber nicht zu einer Operation entschließen. Dann kam ich zufällig mit Herrn Breuß ins Gespräch, der einen anderen Krebskranken, Herrn Josef Fend, in Götzis besuchte. Herr Breuß schrieb mir dann seine »Krebskur total« auf und ich entschloss mich sofort, diese gemeinsam mit Herrn Fend, der Magenkrebs hatte, zu machen.

Nach 42 Tagen ging der Krebs im Stuhl weg, genau wie bei Herrn Fend. Nach der Kur wurde bei der Röntgenaufnahme nichts mehr gefunden. Bis heute habe ich keine Beschwerden mehr. Ich hatte während der Kur ca. 15 kg verloren. Ich war die dritte Person, die diese Krebskur von Herrn Breuß gemacht hatte und kann diese Kur jedem empfehlen. Ihnen, Herr Breuß, kann ich nicht genug danken.«

Frau Olga Marte aus Götzis in Vorarlberg, die am 18. August 1975 dieses Dankschreiben verfasste, ging es auch 1986 noch ausgezeichnet.

»Vor sechs Jahren bestätigten mir die Ärzte, dass ich im schlimmsten Stadium an Lymphdrüsenkrebs leide, und dass ich höchstens noch drei Monate zu leben habe. Ich habe eine Familie mit zwei Mädchen und war damals dreißig Jahre alt. Das Schlimmste, was einem passieren kann. Die Chemo-Spritzen nach der Operation waren grausam, ich war nur noch ein dahinsiechender Mensch. Dies diente ja nur noch dazu, mein hoffnungsloses Leben um ein paar Monate zu verlängern. Da erfuhr ich durch Bekannte von Herrn Breuß. Mein Mann fuhr mit mir sofort zu ihm und er hat mir zu der Saftkur geraten, aber ohne Medikamente, wenn es möglich sei...

Den Ärzten habe ich gesagt, dass ich keine Medikamente mehr nehmen wolle. Darauf antworteten sie, ob ich wisse, dass es bei mir um Leben und Tod gehe. Sofort begann ich mit der Saftkur und dem Tee. Nach vier Wochen besuchte ich meinen Arzt und wollte mein Blut kontrollieren lassen. Nach der Kontrolle ging ich lachend und weinend nach Hause, mein Blutbild war besser als jedes andere. Ich fühlte mich so ausgezeichnet wie nie zuvor. Dies ist nun sechs Jahre her, ich lasse mein Blut noch immer regelmäßig alle drei Monate kontrollieren und es ist alles in Ordnung. Die Ärzte sagen mir alle, dass ich zum zweiten Mal lebe. Den Salbeitee trinke ich seither jeden Tag und werde ihn auch immer trinken. Herrn Breuß, der mir das Leben gerettet hat mit seiner einfachen und bescheidenen Art, möchte ich noch einmal meinen innigsten Dank aussprechen.

6.9.1982, Silvia Martina, CH-6014 Littau «

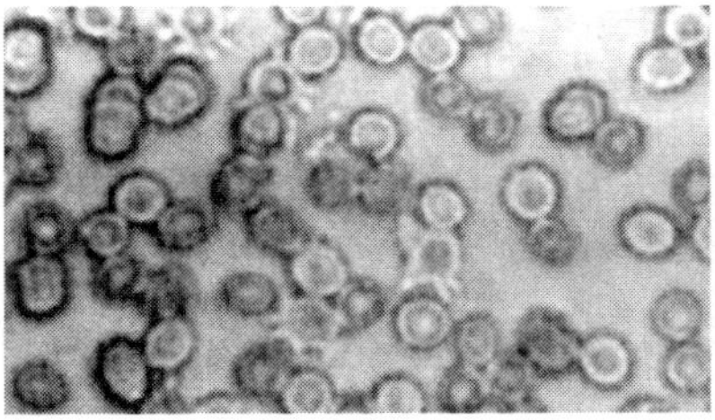

Vor der Kur

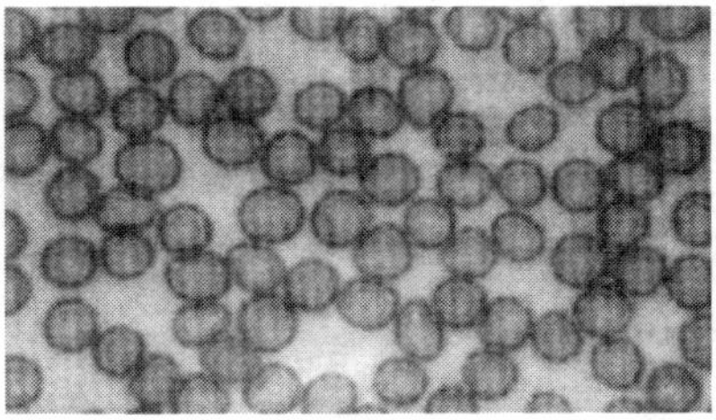

Nach der Kur

Solche und ähnliche Briefe erhielt Rudolf Breuß, der große Naturheiler aus Bludenz, beinahe jeden Tag – und dies über vierzig Jahre lang! Die unzähligen, an Wunder grenzenden Erfolge sind durch die konsequente Anwendung der inzwischen weltberühmten Breuß'schen »Krebskur total« erreicht worden (L 5).

NACH DER MEDIZIN GREIFST DU
UND GEHST DEM FASTEN AUS DEM WEGE,
ALS OB ES EIN BESSERES HEILMITTEL GEBEN KÖNNTE!

... schrieb der heilige Ambrosius 245 nach Christi. Rudolf Breuß verband dieses uralte Wissen mit neueren Erkenntnissen über die Wirkungsweise bestimmter Gemüsesäfte und Kräutertees als Vitalstofflieferanten und Ausscheidungshilfen.

Um den Krebs »auszuhungern«, ist es notwendig, 42 Tage ohne feste Nahrung auszukommen. Damit wird die Eiweißzufuhr von außen komplett unterbunden. Da der Organismus aber ohne diesen Stoff nicht leben kann, nagt nun das »eiweißhungrige Blut« im Körper an allem Überflüssigen: Schlacken, Wucherungen und Geschwülsten. Es ist dies eine »Operation ohne Messer«, die der rote Körpersaft selbst fein dosiert vornimmt.

Der »Breuß-Saft« liefert dem Organismus bei dieser schwierigen Arbeit wichtige Mineralstoffe, Spurenelemente und Vitamine, die allesamt die Atmung der Körperzellen aktivieren und regenerieren. Damit die zum Teil giftigen Abbaustoffe nicht zu lange im Körper verweilen, wird die »Krebskur total« mit besonders ausscheidungsfördernden Teemischungen (Salbei, Breuß-Nierentee, Storchenschnabelkraut) ergänzt.

Menschen mit geringen Eiweißreserven dürfen außerdem noch Zwiebelbrühe (ohne Beilagen) zu sich nehmen. Wer Schwierigkeiten mit Leber und Galle hat, sollte anstelle der Zwiebelbrühe eine Suppe aus getrockneten Bohnenschoten machen. Die »Breuß-Kur« hilft auch bei Kranken, die gegenüber Naturheilmethoden skeptisch eingestellt sind, weil ja hier Naturgesetze am Werk sind...

Wichtiger Hinweis: Bei so genannten »Heilungsphasen-Tumoren«, wie z. B. bei Ovarialkrebs, darf die »Breuß-Kur« nicht gemacht werden, denn hier soll und muss ja vom Körper neues Gewebe aufgebaut werden!

9.

Wie Krebs wirklich entsteht

Krebs gibt es seit Urzeiten. Die ersten Aufzeichnungen darüber sind fünftausend (Ägypten) bzw. viertausend (Indien) Jahre alt. Krebs ist also eine archaische Krankheit und keine Geißel des 20. Jahrhunderts, wie manche glauben. Der griechische Arzt Hippokrates (460-375 v. Chr.) ist der erste, der das Wort »Carcinoma« anwendete, weil die von einer Brustgeschwulst ausgehenden (manchmal) gestauten Venen oder Milchgänge den Beinen eines Krebstieres ähnlich sehen. Allein der seltsame Name, der in weiterer Folge für alle Krebserkrankungen verwendet wurde, zeigt die geistige Erstarrung der Schulmedizin im Umgang mit Krebs.

Im Laufe der Jahrhunderte wurden dann unzählige Krebstheorien entwickelt, die 1948 in einer Art Zusammenfassung, der so genannten Mutationstheorie von K. H. Bauer, gipfelten: Wenn Röntgenstrahlen und andere Strahlen in Keimzellen Mutationen hervorrufen, dieselben Strahlen in gewöhnlichen Körperzellen aber Krebs erzeugen, so folgerte Bauer, müsste in den Körperzellen durch die Strahlenenergie eine Zellmutation induziert worden sein. Nach Bauer ist Krebs irreversibel. Ein Parasit also, der mit Messer, Gift und Strahlen eliminiert werden muss.

Diese auf grundlegenden Missverständnissen beruhende Theorie hat die Schulmedizin in ein Labyrinth jahrzehntelanger geistiger Onanie geführt, aus der sie nun nicht mehr herausfindet. Dass Seeger (L 48), Ferenczi (L 18), Smolnik (L 49) und Breuß (L 5) inzwischen tausendfach bewiesen haben, dass Krebszellen in Normalzellen rückverwandelt werden können, passt nicht ins Denkschema und wird daher von der offiziellen Krebsforschung einfach nicht zur Kenntnis genommen...

Als mögliche Krebsursachen nehmen die Vertreter der verschiedenen Krebszellen-Theorien neben der ionisierenden Strahlung auch Umweltgifte und Viren an. Trotz Millionen zum Teil völlig hirnrissiger Tierversuche konnte dafür bis heute kein wirklicher Beweis erbracht werden. Selbst der scheinbare Zusammenhang zwischen Rauchen und Lungenkrebs ist noch lange kein Beweis im streng naturwissenschaftlichen Sinn, denn neun von zehn Rauchern sterben nicht an Lungenkrebs...

Der deutsche Arzt R. G. Hamer (L 27) hatte ein Schlüsselerlebnis, das ihn in eine völlig andere Richtung führte: Sein Sohn Dirk wurde von einem italienischen Adeligen angeschossen und starb einige Monate später an den Folgen. Hamer fühlte sich am Tod seines Sohnes mitschuldig, und es bildete sich bei ihm ein Hodenkrebs. Hamer wurde nachdenklich und suchte bei anderen Krebspatienten nach ähnlichen Zusammenhängen. Und wurde fündig.

An über 10.000 Fällen wies er schließlich nach, dass jedem Krebs ein subjektiv schwerer, biologischer Konflikt vorangegangen war. Schließlich wurde daraus ein völlig neues, in sich geschlossenes Krebsregel-System, bei dem es weder »Metastasen« noch »Hirntumoren« gibt. Nach Hamer entsteht Krebs, wenn die Integralschwelle einer aus drei Komponenten bestehenden Funktion überschritten wird:

1. momentane reduzierte Disposition (zum Beispiel Geistesabwesenheit);

2. momentane Konfliktverdichtung (rein subjektiv gesehen) und

3. momentane Isolation (räumliche, familiäre, innere Isolation)

Es gibt dann eine Art Kurzschluss im Gehirn, der im Computertomogramm als »Schießscheibe« sichtbar ist.

Hamer bestreitet ausdrücklich die übliche (durch nichts bewiesene) Theorie, dass sich Krebs über einen langen Zeitraum aus einer oder wenigen Krebszellen entwickelt. Unabhängig davon gibt es aber verschiedene Einflüsse, die das Informations- und Regelsystem (IRS) des menschlichen Organismus über Jahre und Jahrzehnte hindurch stören und dadurch unsere »Disposition« mit der Zeit entscheidend reduzieren können, wie z.B.:

- Umweltgifte, insbesondere das Rauchen
- grundlegend falsche Ernährungsgewohnheiten
- geopathogene Störzonen und technische Felder
- verdrängte Gefühle, Wünsche und Probleme

Dass sich im Multimilliarden-Zellstaat Mensch gewissermaßen im Geheimen langsam ein Krebs entwickelt, ist tatsächlich äußerst unwahrscheinlich, denn in allen Geweben unseres Körpers werden ständig geschädigte und tote Zellen wiederverwertet bzw. erneuert, täglich hunderttausendfach! Da kommt es auf ein paar Tausend Krebszellen mehr oder weniger nicht an. Das IRS ist so feinfühlig, dass es sogar Missbildungen in einer befruchteten Eizelle erkennen kann. Solange dieses System auch nur einigermaßen funktioniert, bricht es die Schwangerschaft sofort ab, wenn gravierende Erbschäden erkannt worden sind. So kommt es, dass – ohne menschlichen Eingriff – nur jedes fünfte bis zehnte befruchtete Ei tatsächlich ausgetragen wird! Einzelne Krebszellen zu lokalisieren und zu eliminieren, wäre für das IRS also ein Kinderspiel.

Als Krebsauslöser kommen demnach nur in Frage:

1. Jede Art von ionisierender Strahlung (Atombomben, Atomkraftwerke, Röntgenstrahlen, Strahlentherapie, etc.);

2. subjektiv schwere, seelische Konflikte, die uns bei reduzierter Disposition und gleichzeitiger Isolation mit voller Wucht treffen.

Strahlung erzeugt nach Hamer aber keinen Krebs im eigentlichen Sinn, sondern schädigt bzw. zerstört »nur« die Zellen. Und zwar dort mit größter Treffsicherheit, wo die Zellteilungsraten am höchsten sind – also bei den Keimzellen und im Knochenmark. Der nachfolgende »Tumor« ist nicht bösartig, sondern ein »Heilungsgewächs«. Ähnliches gilt für die Leukämie: Sie ist keine eigene Krankheit, sondern begleitet die Heilungsphase nach Knochenkrebs bzw. Knochenmarkschädigung durch ionisierende Strahlung.

10.

Die geheime Wunderwaffe: »Schluckimpfung« gegen Krebs

1961 veröffentlichte der in New York tätige Facharzt Dr. F. Proewig in der Zeitschrift »Der Krebsarzt« den Artikel: »Krebstest und Krebstherapie mit Furfuraldehyd«. Er bezog sich darin auf die von ihm zwei Jahre früher entwickelte Theorie des Krebsstoffwechsels:

- Warburg hat nachgewiesen, dass die Krebszelle, anders als die Normalzelle, überwiegend nach dem Ur-Stoffwechselprinzip, der Gärung lebt.

- Der pH-Wert in der Krebszelle ist – als Folge ihrer Gärung – 6,3 (also ziemlich sauer), während Normalzellen einen leicht basischen pH-Wert von 7,4 haben.

- Die ständig ansteigende Säuerung der Krebszelle ist für sie lebensbedrohlich. Deshalb hilft sie sich durch die so genannte »Reduktive Aminierung« – das ist eine Bindung der Wasserstoff-Ionen an Stickstoff.

»Wenn dieser Ablauf in der Krebszelle stimmt«, schrieb Proewig, »dann müsste es möglich sein, durch eine Substanz mit einer besonderen Beziehung zu dieser Reaktionskette (Gärung, erhöhte Säuerung, reduktive Aminierung) diese zu stören. Die Folge wäre eine daraufhin ungehemmt ansteigende Wasserstoff-Ionen-Konzentration in der Krebszelle, die zu einer mit ihrem Leben nicht mehr zu vereinbarenden Übersäuerung und damit zu ihrer Selbstzerstörung führen müsste.«

Durch »Zufall« erhielt Proewig eines Tages Kenntnis von einem in der Kunstharzerzeugung verwendeten Stoff: Furfuraldehyd, auch Furfurol genannt, dessen exakter chemischer Name alpha-Furyl-Methanal lautet, was zur Kurzbezeichnung »alpa-F.M.« führte. Diese Substanz hatte, wie sich bald herausstellte, die exakten von Proewig gewünschten Eigenschaften. Sie müsste also, im Gegensatz zu den üblichen Zytostatika, für gesunde Zellen völlig unschädlich sein und ausschließlich die »sauren« Krebszellen zerstören!

Alpa-F.M. war bisher noch niemals im medizinischen Bereich bzw. als Medikament verwendet worden. Also begann Dr. Proewig weltweit die ersten Behandlungen mit alpa-F.M. und hatte es bis zu seiner ersten Veröffentlichung 44 Patienten verabreicht. Da alpa-F.M. damals in Wien nicht aufzutreiben war, schickte es Dr. Proewig aus den USA an den brennend interessierten niederösterreichischen Landarzt Dr. Rudolf Drobil, der es daraufhin in Kapseln abfüllte und anschließend selbst anwendete.

Alpa-F.M. ist ein reines Naturprodukt, eine »Pentose«, ein chemisch dem Zucker nahe stehender Stoff. Es wird aus Pflanzen gewonnen und ist in zahlreichen Lebensmitteln enthalten: Vor allem in Kleie (Lateinisch *furfur*), also in Haferspelzen, Weizenkleie, Maiskleie und Maiskolben sowie in Bohnenschalen und Spargel. Bei vollwertiger Ernährung wird es dem menschlichen Organismus also ständig in kleinen Dosen zugeführt!

Trotzdem begann Dr. Drobil 1963 einen Rattenfütterungsversuch. Die Tiere erhielten täglich 30 Milligramm alpa-F.M. im Futter. Das entsprach dem 23-fachen der normalen Behandlungsdosis und dem fast achtfachen der bisher verwendeten Höchstmenge beim Menschen. Die Ergebnisse waren ausgezeichnet.

Einige Zeit später erhielt Dr. Drobil dann noch einen weiteren Beweis: Dr. Hiroaki Ishida von der medizinischen Abteilung der

Universität Osaka hatte mehr als drei Jahre lang Rattenversuche noch viel drastischerer Art unternommen und phantastische Ergebnisse bekommen: Bei völliger Unschädlichkeit der verwendeten »Medizin« konnten von ihm provozierte Tumorbildungen verhindert werden!

Nach dieser mehrfachen Bestätigung der Ungiftigkeit des alpa-F.M. in der verwendeten Dosierung begann Drobil nun mit seinen eigenen Behandlungen. Nachfolgend ein Auszug:

1962: 52-jähriger Mann. Beinhartes Gewächs an der linken Wange, das der Hautspezialist als verdächig operieren will. 3 x täglich 1 alpa-F.M. Nach 5 Tagen Entzündung rund um das Gewächs, nach weiteren 5 Tagen stückweises Herausbrechen. Narbe bald völlig verschwunden. Bis 1979 kein Rückfall.

1963: 80-jähriger Mann. Seit 5 Jahren mikroskopisch nachgewiesener bohnengroßer, leicht blutender Hautkrebs an der linken Ohrmuschel. Facharzt rät: Nicht anrühren! 3 x täglich 1 alpa-F.M. Nach 3 Wochen fällt der Tumor im Ganzen ab. Es bleibt eine bald gänzlich verschwindende, reizlose Narbe.

1963: 27-jährige Frau. Über dem linken Schulterblatt ein plötzlich »wild gewordenes« Muttermal. Blauschwarze, kugelige Geschwulst, Entzündung rundum, Blutung. Das heißt, das klassische, lehrbuchmäßige Bild eines Melanoms. Der Hautspezialist (ein Universitätsprofessor und Klinikchef) diagnostizierte es als solches. Eine Woche Röntgen-Vorbestrahlung, dann Operation. Vom ersten Augenblick an 3 x täglich 2 alpa-F.M. Mikroskopische Untersuchung des Herausgeschnittenen: »Gottlob, es ist nur ein gutartiges Gewächs!« (Worte des Professors)

1979: 69-jährige Frau. Fingernagelgroßes Gewächs an der linken Schläfe. Der Hausarzt überweist zum Hautspezialisten, der Operation für nötig hält (Hautkrebs). Nach fünf Tagen mit 3 x täglich 1 alpa-F.M. fällt das Karzinom ab. Darunter gesunde Haut. Kein Rückfall.

Bei weiteren 15 Fällen von Krebserkrankungen (Lunge, Magen, Blase, Gebärmutter, Brustdrüse, usw.), die z. B. nach schweren Operationen, in schlechtem Zustand alpa-F.M. bekamen – praktisch also nur aufgegebene Fälle –, zeigten sich bei allen positive, den Krankheitsverlauf verzögernde und mildernde Wirkungen.

Kurz nach Dr. Drobil begann auch Dr. med. Karl W. mit alpa-F.M zu arbeiten und kombinierte seine Behandlungen mit einer speziellen Entgiftungstherapie. Auf diese Weise wurde es ihm möglich, auch größere Tumoren mit alpa-F.M. erfolgreich zu »schmelzen«. Durch »Zufall« wurde ich 1993 selbst Zeuge einer solchen kombinierten Behandlung: Es war Nachmittag, als es bei uns läutete und eine etwa 60-jährige Frau vor dem Tor stand. Sie suchte nach einer Ärztin, die – wie sie erfahren hatte – gerade bei mir war. Frau Neuleben (so wollen wir sie nennen) machte auf mich den Eindruck der völligen Verwirrung.

Nach kurzem Wortwechsel führte die anwesende Ärztin die Frau in mein Büro, schloss hinter sich ab und untersuchte sie dort. Als die beiden dann nach etwa zwanzig Minuten heraus kamen, stand der Ärztin der Schrecken im Gesicht, aber sie sagte natürlich kein Wort.

Die Frau – so erfuhr ich erst Monate später von ihr selbst – war von ihrem behandelnden Arzt nach Hause geschickt worden, nachdem ihr trotz etlicher Operationen und Bestrahlungen auf Brust und Bauch ein Melanom nach dem anderen gewachsen war. »Jetzt können Sie nur noch beten!«, waren die letzten Worte ihres Arztes…

Ob Frau Neuleben betete, weiß ich nicht, ein ganzes Heer von Schutzengeln hatte sie jedenfalls, denn die Ärztin behielt die Nerven und machte das einzig Richtige: Sie unterbrach Frau Neulebens

»Teufelskreis«, sprich ihren biologischen Dauerkonflikt (Ekel vor sich selbst) und überwies sie anschließend an Dr. Karl W. Der erfahrene Arzt behandelte die Frau mit relativ hohen Dosen alpa-F.M. und sorgte gleichzeitig für eine massive Entgiftung ihres Körpers.

Und das Unmögliche geschah! Schon nach wenigen Monaten war die bereits aufgegebene Frau Neuleben wieder völlig gesund! Konfliktlösung + alpa-F.M. + Entgiftung hatten das »Wunder« bewirkt!

Zusammengefasst kann alpa-F.M. also wie folgt eingesetzt werden:

- Als linderndes Mittel bei austherapierten Fällen. Das Allgemeinbefinden wird besser.
- Zur Operationsvor- und -nachbehandlung Krebskranker, um Rückfälle zu verhindern.
- Bei der Behandlung bösartiger Gewächse der Haut, die oft schon nach Tagen, meist jedoch erst nach Wochen abfallen und eine gesunde Haut hinterlassen. Die Behandlung von Melanomen und größeren Tumoren muss mit Entgiftungstherapien kombiniert werden.
- Bei der Behandlung von Vorstadien jeder krebsigen Entartung wie zum Beispiel Leukoplakien (das sind dicke, harte, weiße Borken an Zunge und Mundschleimhaut).

Das Hauptanwendungsgebiet für alpa-F.M. – und diese geniale Idee kam erst Dr. Drobil – ist jedoch die Prophylaxe! Denn die folgenden Tatsachen sprechen für sich:

- Alpa-F.M. hat offensichtlich die Fähigkeit, kleine, bösartige Tumoren aufzulösen.
- Es ist absolut ungiftig und (bei Einnahme auf vollen Magen) ohne jede Nebenwirkung.
- Die Rohstoffe für alpa-F.M. kommen aus der Natur und sind sehr preiswert.

- ➢ Die Anwendung von alpa-F.M. ist denkbar einfach: Nach dem Essen eine Kapsel schlucken, das ist alles!

Alpa-F.M. eignet sich somit auch und vor allem als ideale »Schluckimpfung gegen Krebs«!

Anmerkung: Das gleichnamige Buch von Dr. Rudolf Drobil (L 56), aus dem wir mit freundlicher Erlaubnis des Verlages Wilhelm Maudrich hier einige Informationen wiedergeben durften, kann im Buchhandel bezogen werden. Da alpa-F.M. kein handelsübliches Arzneimittel ist, wird es bedauerlicherweise nur in ganz wenigen Apotheken geführt.

11.

Julius Hackethal: Operation – ja oder nein?

Allein in Deutschland, Österreich und der Schweiz sterben jeden Tag 1.000 Menschen an Krebs. Trotz Operation. Trotz Bestrahlung. Trotz Chemotherapie. Vor allem den Frauen wird daher alle Jahre wieder über die Massenmedien eingehämmert: »Geht doch zur Vorsorgeuntersuchung! Nur Früherkennung kann euer Leben retten!« Das Gegenteil ist wahr!

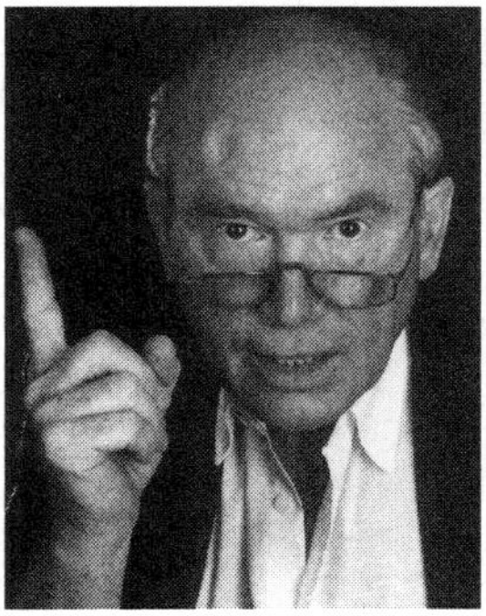

Julius Hackethal

Der dänische Pathologe Dr. med. Johan Anderson hat nämlich nach jahrelanger Forschungsarbeit herausgefunden, dass im Durchschnitt jede vierte Frau über vierzig altes, inaktives Krebsgewebe in ihrer Brust hat. Umgerechnet bedeutet das, dass in Österreich derzeit ca. 400.000 Frauen einen – abgekapselten, inaktiven und daher völlig harmlosen – kleinen Brustkrebs haben.

Brustkrebs ist in neun von zehn Fällen harmlos!

»Nach den Thesen der Schulmedizin müssten fast alle diese Frauen unbehandelt nach spätestens zehn Jahren an ihrem Krebs verstorben sein«, schrieb Dr. med. Julius Hackethal in seinem Buch ›Der Meineid des Hippokrates‹ (L 26). Tatsächlich sterben aber statt der schulmedizinisch errechneten 40.000 jährlich in Österreich »nur« 1.400 Frauen an Brustkrebs...

Hackethal: »Wenn wir also feststellen, dass die Nichtbehandlung eines kleinen Krebsherdes wesentlich höhere 10-Jahres-Überlebensraten als die Behandlung bewirkt, so folgt daraus, dass in den letzten 30 Jahren – insbesondere seit der Einführung der gesetzlichen Krebsvorsorge – Millionen Menschen mit kleinen Krebsherden für viele Milliarden Mark unnötig verstümmelt und viele Tausend unnötig getötet wurden.«

Prof. Hackethal betonte, dass es viele knotige Brustveränderungen gibt, die immer gutartig sind. Er begründete ausführlich, warum Mammographien in der Diagnostik von Brustkrebs fast nichts wert sind. Seine Annahme: Es werden schon mehr Brüste bei nicht-krebsigen als wegen krebsiger Erkrankungen abgeschnitten. »Das Ertasten einer Verhärtung in der Brust ist noch lange kein Operationsgrund«, meinte Prof. Hackethal. Die weitaus meisten dieser Knötchen und Knoten seien gutartiger Natur. Und jedes Hinein-Schneiden, -Stanzen oder -Stechen in einen Brustknoten sei ein schwerer Kunstfehler.

Operation – ja oder nein?

Jeder, der vor dieser Entscheidung steht, sollte das gleichnamige Sachbuch von Prof. Dr. med. Julius Hackethal (L 26) lesen. Genauso wichtig sind die fundierten Ratschläge des berühmten Chirurgen und Krebsarztes aber auch für alle, die beabsichtigen, zu einer Vorsorgeuntersuchung = »Krebsmusterung« zu gehen.

»Alles, was Ärzte tun, muss ein ganzheitliches Fundament haben und ist daher immer auf Seele, Geist und Leib des Patienten auszurichten… Ärzte sind seit eh und je eine der wichtigsten Krankheitsursachen dort, wo es eine staatlich geschützte Schulmedizin-Wissenschaft gibt… Die Schulmedizin der ganzen Welt ist nicht in Ordnung. Aber in der Bundesrepublik ist sie durch die Schuld der Ärzteführer eine nationale Katastrophe – nur übertroffen von Österreich…

Das Mikrobild (Momentaufnahme eines mikroskopisch kleinen Gewebeausschnittes) kann und darf nur einer von vielen Bausteinen des diagnostischen Krebsgebäudes sein. Für sich allein ist es wenig bis nichts wert, denn es gibt kein mikroskopisches Kainsmal des Krebses, kein einziges unverwechselbares Merkmal... Dies lässt sich besonders gut bei Prostatakrebs zeigen: Hier ist den Pathologen und Urologen schon seit Jahrzehnten bekannt, dass es gutartige und bösartige Krebsherde gibt, die mikroskopisch genau gleich aussehen...

Ich habe dafür die Bezeichnungen Haustier- und Raubtierkrebs vorgeschlagen, damit der Unterschied klarer wird. Mit dem Haustierkrebs lebt der Träger in friedlicher Wohngemeinschaft oft jahrzehntelang. Am Raubtierkrebs stirbt er meist innerhalb weniger Jahre. Bemerkenswerterweise haben die für die offizielle Krebsstrategie verantwortlichen Mediziner die Unsicherheiten der mikroskopischen Krebsdiagnostik geheim gehalten. Von ihnen wird Krebs = Raubtierkrebs gesetzt, mit allen bösen Konsequenzen...«

Notwendige Operationen: Bei Harnröhrenverstopfung durch Prostatakrebs müssen die Wucherungen weggehobelt werden. Bei einer Darmverlegung durch Dickdarmkrebs ist es die einzige Möglichkeit zur Lebensverlängerung, die Passage durch einen operativen Eingriff wieder herzustellen. Aber durch Herausschneiden allein ist keine Krebskrankheit zu heilen...

Brustkrebs: Prof. Hackethal beschrieb hier ausgesprochen liebevoll und überaus sachkundig den komplizierten Aufbau der weiblichen Brust. Und betonte ausdrücklich, dass es viele knotige Brustveränderungen gibt, die immer gutartig sind. Er begründete ausführlich, warum Mammographien in der Diagnostik von Brustdrüsenerkrankungen einschließlich Krebs fast nichts wert sind. Seine Annahme: Es werden inzwischen mehr Brüste bei nicht-krebsigen als wegen krebsiger Erkrankungen abgeschnitten...

Merksätze (Auszug):

- Das Ertasten einer Verhärtung in der Brust ist noch lange kein Operationsgrund. Die weitaus meisten dieser Knötchen und Knoten sind gutartiger Natur.

- Jedes Hinein-Schneiden, -Stanzen oder -Stechen in einen Brustknoten ist ein Kunstfehler. …

- Jede Brustkrebsoperation muss so klein wie möglich gehalten werden, um den Organismus nicht unnötig zu schwächen. …

- Die Entfernung gesunder Achsel-Lymphknoten ... ist immer ein schwerwiegender Fehler…

Gebärmutterkrebs: Außer dem Blinddarm gibt es kein Organ, das eifrigen Operateuren mehr zum Opfer fällt als die Gebärmutter der Frau. Bei über 1.500 Radikal-Operationen… erwiesen sich von den grundsätzlich mitentfernten, benachbarten Lymphknoten nur 313 als krebsig. Bei fast 80% der Patienten wurden also nicht-krebsige Lymphknoten entfernt, die wichtigsten Bollwerke in der örtlichen Abriegelung eines Krebsherdes!

Insgesamt gesehen haben Kolposkopien (im Kolposkop kann man den Gebärmutterhals zehn- bis 20-fach vergrößert sehen) und PAP-Test (Abstrich) – so nützlich beide auch in Einzelfällen sein mögen – großes Unheil über unzählige Menschen gebracht. Sie sind verantwortlich für eine ungeheure Zahl von Krebs-Fehldiagnosen und dadurch verursachte unnötige Ängste, Quälereien, Verstümmelungen und Schädigungen mit tödlichem Ausgang…

Merksätze (Auszug):

1. Gehen Sie zu keiner Krebsmusterung, solange Sie sich gesund fühlen.

2. Falls Sie es doch tun, betrachten Sie jeden Hinweis auf Krebsverdacht mit allergrößter Skepsis. Suchen Sie mindestens zwei weitere Gynäkologen auf, ohne sie über den Krebsverdacht des Kollegen zu informieren.

Prostatakrebs – Auszug aus einem Heilungsbericht: Ich verordnete regelmäßige heiße Sitzbäder, dazu anderes zur Mobilisation der körpereigenen Abwehrkräfte. Vor allem riet ich sehr zu einer Aktivierung des Liebeslebens. Mein Patient befolgte die Ratschläge gewissenhaft. Seine charmante, zwei Dutzend Jahre jüngere Lebensgefährtin half ihm dabei sehr... Und es trat ein, was ich selbst nicht erwartet hatte: Die krebsartige Verhärtung kam nicht nur zum Stillstand, sondern bildete sich langsam zurück...

Es gibt keinen vernünftigen Grund für Massen-Vorsorgeuntersuchungen, weil die meisten gefundenen Krebse harmlose »Haustierkrebse« seien, die dann mit »Rabiat-Therapien« behandelt würden. Merke: Prostata-Krebsmusterung ist gefährlicher als abwarten...

Dickdarmkrebs: Dr. Hackethal beschrieb eine Operation, bei der große Krebsmassen zurückgelassen werden mussten, womit die Überlebenschancen des noch nicht fünfzigjährigen Mannes schlecht, sehr schlecht waren. Doch der Patient erholte sich prächtig... Wegen Passagestörungen des Darms wurde ein Jahr später eine Nachoperation notwendig. Voller Spannung öffnete Hackethal den Leib und fand starke Verwachsungen. Diese wurden schrittweise gelöst. Und dann kam die große Überraschung: Der Krebs war völlig verschwunden! Was beweist diese Fallgeschichte? Dass der

Körper in der Lage ist, mit großen, bei einer Operation zurückgelassenen Krebsmengen fertig zu werden. Sie selbst abzubauen...

Die Ausbeute der Vorsorgestrategen war bislang sehr mager. Die jährliche Sterblichkeit ist bei drei Musterungskrebsen angestiegen: Riesig bei Prostatakrebs, stark bei Brustdrüsen- und Dickdarmkrebs. Nur bei Gebärmutterhalskrebs gibt es etwa gleich bleibende Zahlen, aber keine eindeutig rückläufigen etwa. Nur die Sterblichkeit bei Gebärmutterkörperkrebs ist zurückgegangen. Dieser aber wird von der Krebsmusterung nicht erfasst!

Lungenkrebs: Insbesondere bei Patienten, die siebzig Jahre und älter sind, ist die konventionelle Lungenkrebsdiagnostik und -therapie überhaupt unzweckmäßig, weil sie erhebliche Gefahren birgt.

Das war der Grund, warum Hackethal bei seiner 79 Jahre alten Mutter nichts Eingreifenderes machen ließ noch selbst unternahm, als er bei ihr einen Bronchialkrebs entdeckte: Das Röntgenbild zeigte einen etwa eigroßen Tumor an der rechten Lungenwurzel... Eine Wasseransammlung zwischen Lungenflügel und Rippenfell führte bei seiner Mutter zu einem Anfall starker Atemnot.

»Ich ließ zunächst nur etwa die Hälfte des Ergusses durch Punktion ab, und bereits durch diesen harmlosen, in örtlicher Betäubung ausgeführten Eingriff ließ sich die akute Atemnot bessern. Auch sonst geschah noch einiges, was auf keinen Fall schaden, aber doch nützlich sein konnte. Der Zustand meiner Mutter besserte sich innerhalb von etwa zwei Wochen so, dass sie nach Hause entlassen werden konnte ... Drei Jahre später hatte sich der krebsige Rippenfellerguss von selbst vollständig zurückgebildet. Die inzwischen 81-jährige Frau hatte mehrere Kilo zugenommen. Sie sah so aus und fühlte sich wie vor fünf Jahren, wie zu jener Zeit, als wir unsere Mutter noch für ganz gesund hielten...«

Das Taschenbuch »Operation – ja oder nein? Ratschläge für Kranke und Gesunde« von Prof. Dr. Julius Hackethal (L 26) hat 337 Seiten mit 17 Abbildungen und 15 Tabellen, es liest sich für Interessierte so spannend wie ein Krimi. Sie können es in jeder Buchhandlung bekommen.

12.

Die geheimnisvolle Krebsvermehrung

Dass die Neuerkrankungen an Krebs in Europa mächtig angestiegen sind (in Österreich allein von 1980 bis 1988 um 31,4%!), während sich die Lebensbedingungen kaum verändert haben, muss einen Grund haben. Eine der bequemsten und deshalb gern zitierten Thesen, vertreten von Prof. Dr. H. Oeser in seinem Buch »Krebs – Schicksal oder Verschulden?« (L 52) lautet, dass zwar die Gesamtanzahl der Krebserkrankungen zugenommen habe, aber nur deshalb, weil die Menschen heute älter würden als früher. Wäre Oesers These richtig, dann müsste der Durchschnittseuropäer jetzt schon weit über 100 Jahre alt werden...

Ersterkrankungen nach Lokalisation in Österreich (L 44):

	1980	**1988**	**Steigerung**
Hautkrebs	1.442	3.245	125%
Prostata	1.116	1.940	74%
Harnorgane	898	1.531	70%
Darmkrebs	1.787	2.537	42%
Brustkrebs	2.608	3.578	37%
Gesamt	22.849	30.029	31,4%

Die Jahre 1980 bis 1988 wurden deshalb ausgewählt, weil in diesem Zeitraum die vermeintliche Früherkennung organisatorisch und werbetechnisch die größten Fortschritte gemacht hat.

Ein unwiderlegbares Faktum hingegen ist, dass die so genannte »Früherkennung« sowohl technisch als auch organisatorisch vor allem bei den oben genannten Krebsarten erhebliche Fortschritte gemacht hat. Und daraus ergibt sich gleich eine dreifache Tragik, nämlich:

1. Damit gerät jetzt beinahe jedes Wimmerl, jede Warze und jedes Muttermal unter Krebsverdacht. Deshalb die »Hautkrebs-Explosion«!

2. Bis heute haben die meisten Schulmediziner nicht gelernt, einen inaktiven, völlig harmlosen Krebs von einem aktiven, schnell wachsenden Krebs zu unterscheiden. Es kommt daher in vielen Fällen zu einer völlig unnötigen, oft erst richtig krank machenden Therapie.

3. Die Diagnose »Krebs« wirkt für die meisten Menschen wie ein Keulenschlag. Dieser Keulenschlag kann unter bestimmten Voraussetzungen einen biologischen Konflikt bewirken, der seinerseits einen neuen Krebs auslösen kann. »Und diese neue, vom Arzt verursachte Krebserkrankung nennen die Schulmediziner dann Metastasen…« (Hamer, L 27)

Der berühmte deutsche Krebsarzt, Dr. Julius Hackethal (L 26), schrieb in seinem Buch »Operation – ja oder nein?«, dass es ihm im Grunde unangenehm ist, etwas zu kritisieren, bei dem man zumindest für mehrere Hauptbeteiligte beste Absichten unterstellen muss: für die Spender und Organisatoren der Deutschen Krebshilfe und für die gesetzgebenden Körperschaften, die am 1. Juli 1971 das »Krebsmusterungsgesetz« verabschiedet haben. Deren beste Absichten sollen auch hier auf keinen Fall in Frage gestellt werden. Aber es ist nicht das erste Mal in der Geschichte, dass in guter Absicht ein falscher Weg beschritten wird. Leider gilt das für die praktizierten Vorsorgeuntersuchungen ganz besonders.

Es ist von allergrößter Wichtigkeit, dass Sie – ob Arzt oder Patient – dieser durch nichts zu erschütternden Wahrheit ins Auge sehen:

Drei von vier Krebs-Diagnosen sind falsch!

Das macht unnötige Angst und führt zu völlig überflüssigen Operationen, Bestrahlungen und chemischen Vergiftungen! Die viel beworbenen Krebsvorsorgeuntersuchungen bringen den meisten Patienten also mehr Schaden als Nutzen.

Zwei Frauen – zwei Geschichten

Zwei mir persönlich bekannten Wienerinnen, beide über 70, vital und rüstig, wird nach einer Vorsorgeuntersuchung gesagt, dass sie höchstwahrscheinlich Brustkrebs hätten...

Frau T. lässt sich daraufhin die linke Brust einschließlich der Achselhöhlenlymphdrüse entfernen, mit anschließenden Bestrahlungen, Chemotherapie, etc. etc. bis zum bitteren Ende...

Frau K. fastet 42 Tage lang mit Gemüsesäften und Kräutertees (Breuß-Kur) und geht dann wieder zum Röntgen. Ergebnis: Der »Krebs« ist weg!

13.

Tierversuche – Sinnlose Opfer

Bis zu 300 Millionen Tiere sterben jährlich bei Tierversuchen. – Und das, um der Wissenschaft oder unserer Schönheit zu »dienen«. Auch in unserem »kleinen« Österreich benötigen wir rund eine halbe Million Tiere für diverse Forschungen, hauptsächlich im medizinischen und pharmakologischen Bereich.

Natürlich liegt es im wirtschaftlichen Interesse der Pharmaindustrie, soviele Medikamente wie möglich an den Mann zu bringen. Schon 1977 stellte aber die Weltgesundheitsorganisation (WHO) fest, dass nur 250 von über 250.000 Arzneimitteln lebensnotwendig sind. Bei all diesen Präparaten müssen Tiere als „Versuchskaninchen herhalten".

Tiere sterben für Krebskranke

Das jetzige System der Behandlung körperlich und/oder psychisch Kranker beruht auf der Beseitigung von Krankheitssymptomen. Um diese zu erforschen, setzt die Wissenschaft auch hier auf Tierversuche. Was anscheinend nicht beachtet wird: Die vielen Faktoren, die zur Entstehung einer Krankheit beim Menschen führen, sind im Tierversuch nicht reproduzierbar.

Die Krankheitsbilder des Menschen treten bei Tieren nicht auf natürlichem Weg auf. Sie werden künstlich erzeugt. So werden zum Beispiel Nacktmäusen menschliche Tumorzellen eingepflanzt, um deren Wachstum und die Behandlung mit Chemotherapie zu studieren.

Mit Tierversuchen kann die Medizin aber zu keinen Erkenntnissen in Bezug auf die eigentlichen Ursachen und psychosomatischen Zusammenhänge kommen. Sogar die Forschung von so genannten krebserregenden Substanzen an Tieren wurde bereits in Frage gestellt. Bei derartigen Versuchen wird die Seele der Tiere vergessen. Für Dr. Ryke Geerd Hamer (deutscher Internist und Gründer der »Neuen Medizin«, L 27) zum Beispiel gibt es keine krebserregenden Substanzen. Er ist der Meinung, Krebs entstehe durch ein unbewältigtes Schockerlebnis.

Ein Beispiel Dr. Hamers für einen derartigen Tierversuch: Hausmäuse geraten bei Rauchentwicklung in Panik. Indem man Mäusen Rauch aussetzte, erzeugte man bei einem Teil der Tiere Lungenrundherdkrebs. Der wurde, laut Hamer, jedoch durch einen Todesangstkonflikt erzeugt. Bei Hamstern war es umgekehrt. Berauchte Hamster lebten sogar länger als unberauchte. Sie haben keine Angst vor Rauch, ihnen fehlt im Gehirn der dazu notwendige Code. Man weiß, dass Zellen, deren Verbindung zum Gehirn gekappt wird, keinen Krebs bekommen können. Es gibt giftige Stoffe, aber keine, die am Gehirn vorbei Krebs erzeugen können. Trotzdem laufen weiterhin Tierversuche, die diesen Aspekt nicht berücksichtigen.

Tierversuche tragen mit Sicherheit dazu bei, dass sich viele Menschen mit der Unterdrückung von Symptomen zufrieden geben. Sie werden nicht motiviert, die Ursachen dieser Erkrankungen zu erkennen und zu bearbeiten, damit sie dann verschwinden können.

Leiden bei Chemotherapie

Wieviele Tiere sind wohl schon für die Entwicklung von Chemotherapie für Krebskranke gestorben? Während des Zweiten Weltkriegs entdeckte die Chemotherapie einen zellwachstumshemmenden Stoff. Zur Zeit gibt es fünf Hauptgruppen solcher Zytostatika. Die Hauptschwierigkeit bei der Chemotherapie besteht in den möglichen Nebenwirkungen. Prof. Dr. Fritz Hausbrandt aus Bozen

(L 49) bezeichnet bestimmte Chemotherapeutika als eine »zweischneidige, potentiell gefährliche, im Extremfall sogar tödliche Waffe«. Er erinnert an die Umkehrbarkeit des Krebses. Genau diese Umkehrbarkeit, vor allem im Anfangsstadium, zwingt dazu, Behandlungen mit schädlichen Nebenwirkungen zu unterlassen.

Sanfte Medizin

Vor einigen Jahren wurde in München eine Untersuchung an Patienten mit Lungenkrebs gestartet. Ein Teil der Erkrankten ließ sich mit Strahlen- und Chemotherapie behandeln. Ein anderer Teil erhielt stattdessen ein Mistelpräparat. Eine dritte Gruppe erhielt anstelle des Mistelpräparates Traubenzucker als »Medikament«. Die Bilanz: Die nach üblichen Standards Behandelten lebten noch rund ein halbes Jahr. Dabei litten sie jedoch sehr. Die Patienten mit dem Mistelpräparat waren noch durchschnittlich 18 Monate am Leben, die meiste Zeit ohne größere Beschwerden und ohne starke Schmerzen. Die dritte Gruppe lebte mit Traubenzucker etwa genauso lange und verhältnismäßig gut wie die Mistelpräparat-Patienten (L 52). Dieses Beispiel zeigt: Eine sanftere Medizin kann für Krebskranke oft wirkungsvoller sein als die aggressive Strahlen- oder Chemotherapie.

Radioaktive Abfälle!

Ein Aspekt der Strahlenbehandlung bei Krebskranken darf nicht vergessen werden: der Anfall radioaktiver Abfälle. Er kommt nach Seibersdorf. Dort hat man sich zwar bereit erklärt, Atommüll weitere zwanzig Jahre zwischenzulagern und die Kapazität zu erweitern. Die Bürger der Umgebung fühlen sich bei solchen Gedanken jedoch nicht wohl.

Sinnlose Opfer im Zusammenhang mit Krebs sollten mehr und mehr der Vergangenheit angehören: Seien es die Tiere (durch Versuche an Mäusen, Affen, Hunden...), die Patienten (durch schädliche Nebenwirkungen) oder die Menschen und deren Umwelt (durch radioaktive Abfälle). Ein Umdenken ist notwendig!

14.

Der Fall »Almut Beck« – einer von vielen!

»Wer beschreibt heute zutreffend meinen Zustand, als Schulmediziner bei meiner Tochter Almut im Oktober 1988 Krebs feststellten?! Es kam zu dem üblichen, Panik auslösenden Ritual: Man steckte in ihrer Nähe die Köpfe zusammen und tuschelte mit entsprechenden Gesten. Dann erfolgte die Verkündung der Lebensgefahr, es müsse schnell operiert, nein, es müsse sofort operiert werden.

Merkwürdigerweise blieben die wenigen familiären Mitwisser aber erfreulich ruhig ... denn unmittelbar nach Erstellung des ersten Computertomogramms des Bauches, bei dem ein schnell wachsender Tumor festgestellt wurde, kam – der uns damals bereits bestens bekannte – Dr. Hamer zu uns und sagte: »Herzlichen Glückwunsch, Almut, du hast das Schlimmste schon hinter dir. Du musst einen Konflikt gehabt haben, den du erfolgreich gelöst hast.«

Durch das Vorwissen meiner Tochter und durch diese Aussage kam nicht der übliche Diagnoseschock zustande. Wie das von Dr. Hamer entdeckte ontogenetische System der Tumore und krebsäquivalenten Erkrankungen zeigt, hatte meine Tochter einen typischen ›Heilungsphasen-Tumor‹, d. h. einen Tumor durch Zellvermehrung in der Heilungsphase, dem eine große Zellnekrose in der konfliktaktiven Phase vorausgegangen sein musste.

Eine von Dr. Hamers Entdeckungen: Wenn man dieses ›Heilungsgewächs‹ nicht sofort herausschneidet, sondern einige Monate wartet, wird es später zu einer festen Zyste, die dann einfach herauszuoperieren ist. Wenn das Gewächs sofort operiert wird, ist es an daneben liegenden Organen angewachsen, was die Schulmedizin als invasives Tumorwachstum fehldeutet…

Die Ärzte übten Druck aus. Es nützte ihnen nichts. Das Opfer sprang ihnen, Gott sei Dank, regelrecht vom Skalpell. Nach dem Rat Dr. Hamers wartete Almut zum Entsetzen der meisten, die nun doch davon wussten, ein Jahr. Viele, die Almut kannten, meinten damals, sie erwarte ein Kind. Und am Tag vor der Operation diagnostizierte der Internist: »Der ganze Bauch ist voller Metastasen. Nichts mehr zu machen. Inoperabel!«

Eine gute und sinnvolle Zeit arbeitete Dr. Hamer damals mit einer Klinik zusammen. Hier wurde Almut im Beisein Dr. Hamers und meiner ältesten Tochter im Oktober 1989 erfolgreich operiert, d. h. es wurde eine komplett abgekapselte Zyste, die von einem derben Mantel umgeben war, mit dem ›Hamer-Skalpell‹ herausoperiert. Nach der Öffnung des Bauches sprang dem Operateur ein Gebilde wie ein Fußball von neun Kilogramm entgegen, und der glückliche Chirurg rief aus: »Der Hamer hat Recht gehabt!«

Nach kurzer Liegezeit von zehn Tagen wurde Almut nach Hause entlassen. Die nach der Operation eingeschickte histologische Probe bestätigte schulmedizinisch nochmals, was wir längst wussten: sehr bösartiger Ovarial-Krebs. Nach der ersten Diagnose ›Krebs‹ sind nun bereits mehr als fünf Jahre vergangen – Almut ist geheilt!«

Gekürzte Fassung eines bestens dokumentierten Falles, mit freundlicher Genehmigung von Herrn Prof. Dr. Hanno Beck, Quelle: »KREBS IST HEILBAR – Dr. med. Ryke Geerd Hamer – Beispiel einer Erkenntnisunterdrückung«, erschienen im Amici di Dirk Verlag, Köln. (L 57)

* * *

1994 wurde bei Claudia X.* (17) aus Wien ebenfalls ein Ovarial-Krebs diagnostiziert. Bedauerlicherweise wussten Claudia und ihre Mutter zu diesem Zeitpunkt noch nichts von den Entdeckungen der »Neuen Medizin«. Nach der üblichen Androhung von »Lebensgefahr« durch ihren Arzt unterzog sich Claudia schon am nächsten Tag einer völlig unnötigen Radikaloperation mit schwerwiegenden Folgen (Unfruchtbarkeit, Nierenversagen, etc.). Wenn sie nicht anschließend die richtigen Informationen und eine liebevolle ärztliche Betreuung bekommen hätte, wäre sie heute noch Dialyse-Patientin…

Um vieles besser ging es Frau Ida Y.* (46) aus Niederösterreich, die mir wie Claudia X. persönlich bekannt ist. Bei ihr wurde Ende 1991 ein »bösartiger Eierstockkrebs« diagnostiziert: »Sofort operieren und dann eine Chemo-Serie!«, hatte der Onkologe gesagt. »Sonst leben Sie keine sechs Monate mehr!«

Als Frau Y. diese Schock-Botschaft hörte, fiel sie zunächst in eine Art Trancezustand. Als sie daraus erwachte, spielte sie mit dem Gedanken, sich aufzuhängen … denn sie hatte erst kurz davor erlebt, wie bei einer Kollegin Krebs diagnositiziert wurde und diese dann trotz Operation, monatelangen Chemos und Bestrahlungen vor ihren Augen buchstäblich verreckte…

Als sie wieder Mut fasste, probierte sie es mit einer »Breuß-Kur« – bei Heilungsgewächsen genau das Verkehrte! Nachdem es ihr dabei immer schlechter ging, suchte sie weiter – und fand Dr. Hamer. Im Mai 1992 hatte ich erstmals die Gelegenheit, Dr. Hamers Entdeckungen ins Fernsehen zu bringen. Das sah Frau Y. und fuhr sofort nach Burgau.

Dr. Hamer gab ihr seine große, warme Hand und gratulierte ihr: »Den schwersten Konflikt haben Sie schon gelöst!« Dann stellte er anhand der CTs noch weitere 11(!!) biologische Konflikte mit unterschiedlichen Manifestationen an den Organen fest: vom Nieren-, Gebärmutter-, Darm- und Knochenkrebs bis zu Leukämie, Angina Pectoris und motorischen Lähmungen…

Die einzige Chance, wieder gesund zu werden, war für Frau Y., die Zusammenhänge der »Neuen Medizin« anhand ihrer Konflikte und Erkrankungen voll zu verstehen und sich geduldig an diesem neuen Wissen zu orientieren. Frau Y. und auch ihr Ehemann erkannten und ergriffen diese Chance. Und das Wunder geschah: Frau Y. wurde vollkommen gesund und ist es heute noch…

* * *

Ähnlich erging es auch Frau Ingrid S.*: In der Früh, wenn sie aufwacht, ist ihr erster Gedanke »Gott schenkt mir wieder einen neuen Tag.« Dann steht sie auf, schaut zum Fenster hinaus und bedankt sich für das herrliche Wetter, für die Sonne, die über den Feldern aufgeht, für ihre Gesundheit und für alles, was sie hat. Singend geht sie ins Badezimmer, schaut in den Spiegel und sagt: »Ich bin so glücklich, dass ich so gut ausschaue und dass ich nicht mehr an Krankheiten denken muss.«

»Ich muss mit Ihnen sprechen, Frau S.«, sagte der Primarius, als er nach der Operation ins Zimmer kam: »Es sieht gar nicht gut aus. Sie haben viele Krebszellen in den Eierstöcken gehabt und, auf Deutsch, kurz gesagt, Sie werden nicht mehr lange leben. Wir versuchen unser Möglichstes und machen noch Chemotherapie, aber Sie müssen mit dem Ärgsten rechnen.« Das war 1990, kurz vor Weihnachten. Jeden Tag werden Prognosen dieser Art gemacht, und normalerweise gehen sie auch in Erfüllung. Frau Ingrid S. aber lehnte die Chemotherapie ab, und das war ihr Glück…

Sie geht in die Küche und macht das Frühstück, dann ruft sie hinauf, dass auch die beiden Mädchen wach werden. Nach dem Frühstück fährt sie ihre jüngere Tochter mit dem Auto in die Modeschule nach Wien. Weil sie da Zeit haben, miteinander zu reden und so jeden neuen Tag gemeinsam beginnen.

Angefangen hat alles im März 1989, als Frau S. ein starkes Ziehen in ihrer linken Brust verspürte. Zunächst dachte sie, dass jetzt wohl die verflixten Wechseljahre kämen. Doch das Röntgenbild hatte einen dunklen Fleck und Frau S. unterzog sich der üblichen Behandlung: einer laut Gewebeuntersuchung angeblich notwendigen Totaloperation einschließlich des Achsellymphknotens...

Nachdem Frau S. ihre Tochter abgesetzt hat, geht sie unterwegs einkaufen, fährt nach Hause zurück, arbeitet im Garten, putzt, kocht und bereitet sich vor, in ihre kleine Werkstatt zu gehen, in der sie Gestecke und andere kleine Geschenke anfertigt. Da läutet das Telefon. Frau S. läuft die Stiege hinauf und hebt ab. Eine Frau ist am Apparat. Sie weint: »Ich bin so verzweifelt, ich habe solche Schmerzen. Ich glaube, ich werde nicht mehr gesund ...« Frau S. hört ihr lange zu, erst dann erzählt sie ihre eigene Geschichte. »Auch ich habe das alles erlebt – und jetzt bin ich geheilt!«

Im Frühjahr 1989 war Frau S. alles andere als geheilt. 60 Bestrahlungen mit Kobalt ließ sie über sich ergehen, damit die angeblichen Metastasen im linken Brustbereich abgetötet würden: »Die sperren mich ein, die Schwestern rennen davon, machen alle Türen zu – und das soll meinem Herz nichts machen?«, dachte sie. Das konnte sich Frau S. nicht vorstellen. Und so geschah es auch – als die 60 Bestrahlungen vorbei waren, war ihr Herz kaputt: Herzbeutelentzündung mit viel Wasser, einem extrem hohen Blutdruck, Atemnot und einem ganz eigenen Husten, der immer weh tat...

Frau S. hat ein riesengroßes Wohnzimmer, dort stehen zwei Schreibtische – einer für die Modeschülerin und einer für die ältere Tochter, die Schriftgrafikerin – und eine Sitzecke mit fünf Lehnstühlen.

Der Rest ist ihr Geschäft: Messingregale, auf denen die Gestecke und andere kleine Kunsthandwerke der Frau S. stehen. Es läutet an der Tür. Frau S. bittet einen Mann herein: »Was brauchen Sie? Suchen Sie sich etwas aus!« Sie packt es wunderschön in Zellophan ein. Darüber freut sich der Mann sehr, zahlt und geht wieder fort.

Im November 1990 bekam Frau S. plötzlich starke Blutungen. Wenige Tage nach einer Kürettage wurde ihr alles herausoperiert: Gebärmutter, Eileiter und Eierstöcke. Nach der darauffolgenden Prognose ihres Primararztes (»Sie werden nicht mehr lange leben«) konnte Frau S. nur noch beten. Das tat sie auch! Wenige Stunden später kam ein Bekannter zu ihr ins Krankenhaus und brachte ihr ein Buch und eine Kassette von Dr. med. Ryke Geerd Hamer, die er selbst erst gerade »zufällig« bekommen hatte. »Das ist ein Wunder!«, dachte Frau S., ging nach Hause, legte die Kassette ein und blieb wie angewurzelt beim Recorder sitzen. Als das Band zu Ende war, sagte sie laut:«Danke Jesus, ich bin geheilt!«

Noch ein paar Kunden kommen. Dann hat sie für sich selbst Zeit. Sie geht in ihr Zimmer und liest in der Bibel. Laut, weil es heißt ja: Du sollst hören das Wort Gottes! Sie sucht nach einem Leitspruch. »Schau nur auf mich« liest sie schließlich und ist davon begeistert. Dann betet sie für Dr. Hamer, den Arzt, der für sie die Rettung war, für ihre Familie und alle Freunde und Bekannten.

Nachdem Frau S. dann auch das Buch »Krebs – Krankheit der Seele« in einem Zug durchgelesen hatte, war sie vollkommen ruhig. Und hatte nur noch einen Gedanken: »Wie komm' ich jetzt zu Dr. Hamer?« Mit einiger Ausdauer gelang ihr schließlich auch das. Dr. Hamer begrüßte sie freundlich, hängte ihr mitgebrachtes Gehirn-CT an eine Leuchttafel und fragte: »Haben Sie mit sechs Jahren einen Bombenangriff überlebt?« »Ja, das stimmt!«, sagte Frau S. und fühlte sich nun endlich in guten Händen. »Sie haben einen schweren Mutter-Kind-Konflikt – Krebs in der linken Brust.« Wie

Dr. Hamer das sagte, brach Frau S. zusammen und weinte gute zehn Minuten lang. Denn plötzlich war ihr bewusst geworden, woran ihr Leben fast zugrunde gegangen wäre!

Um vier Uhr nachmittags fährt Frau S. nach Wien und holt ihre Tochter von der Schule ab. Sie sprechen wieder über alles. Und schon sind sie zu Hause angelangt. Ihr Mann kommt heim und dann die ältere Tochter. Auch ihre Mutter wohnt im Haus. Während des Nachtmahls läutet das Telefon. Frau S. geht hin. Es ist eine ältere Frau, die sie noch nicht kennt: Brustkrebs, sagt der Arzt. Frau S. verspricht, in zwanzig Minuten da zu sein, lässt alles liegen und stehen und fährt zu ihrem neuen Schützling. Sie weiß, dass diese Frau dringend Hilfe braucht: jemanden zum Zuhören, jemanden zum Ausweinen. Es ist die einzige Möglichkeit, mit dem Schock und der Angst fertig zu werden. Wenn sie dann dort ist, vergisst sie alles andere…

Vom Gespräch mit Dr. Hamer bis zur Lösung ihres schweren, jahrzehntelang andauernden Konfliktes mit der Mutter war aber noch ein weiter Weg. Und als die Lösung dann endlich da war, hatte Frau S. noch eine Menge durchzustehen: Fieber, nächtelange Koliken, Blutdruckkrisen, Bronchitis, Bauchinfektion, Venenentzündung, Wasser in den Beinen, Blut im Harn, Narbenbluten, Kopf- und Knochenschmerzen… (Das alles kann während der Heilung geschehen, wenn das Gehirn gleichzeitig mehrere schwere Krebserkrankungen »repariert«.) Ohne den Beistand ihrer Ärztin – die sie zu jeder Tages- und Nachtzeit anrufen konnte – und ihren festen Glauben hätte Frau S. wohl keine Chance gehabt… Doch nach sechs Monaten Heilungsphase war sie schließlich vollkommen gesund!

Gegen elf Uhr kommt Frau S. zurück. Alle schlafen schon, nur der Zwergpinscher nicht. Er ist immer im Garten, aber einmal am Tag will er auf die Straße. Frau S. weiß, dass er dort wie in einer Zeitung liest, wenn er mit seiner feinen Nase die verschiedenen Spuren beschnuppert. Dieses Vergnügen gönnt sie ihm jetzt. Es ist ganz still. Am Himmel sind viele Sterne. Da kann man so richtig den Kontakt aufnehmen. Sie geht um die ganze Siedlung herum und sagt alles laut heraus, was sie am Herzen hat. Und dann singt sie auch wieder. Es ist Mitternacht. Jetzt geht sie ins Bett. Ein erfüllter Tag im Leben der Frau S. ist zu Ende…

Die Geschichte der Frau S. soll zeigen, dass auch allerschwerste Fälle dank der bahnbrechenden Entdeckungen des Dr. med. R. G. Hamer jetzt auf natürliche Weise geheilt werden können. Die meisten Krebserkrankungen verlaufen weitaus weniger dramatisch. Denn drei von vier – der oft zufällig entdeckten und dann als bösartig diagnostizierten (und therapierten!) – Gewebswucherungen sind entweder biologisch notwendige »Heilungsgewächse« oder alte Tumorreste, die bereits inaktiv, abgekapselt und daher völlig harmlos sind.

** Die Namen der Patienten wurden geändert*

Anmerkung: In der »Celler Dokumentation« hat Dr. Hamer im Juli 1994 (ein Jahr vor dem Fall »Olivia«) acht vorwiegend urologische und nephrologische Krankheitsgeschichten einschließlich ärztlicher Befunde, CTs, Fotos und anderer wissenschaftlicher Informationen aufgezeichnet. Jeder Arzt, der sich ernsthaft mit der »Neuen Medizin« beschäftigen will, muss diese einmalige Falldokumentation gelesen haben (L 27).

15.

Ryke G. Hamer: Krebs – Krankheit der Seele?

Aus einem Gespräch mit Dr. med. Ryke Geerd Hamer im Schloss Burgau, Österreich, über die »Eiserne Regel des Krebs« und andere, empirisch gefundene – das heißt an Tausenden von Patienten bewiesene – Gesetzmäßigkeiten der so genannten »NEUEN MEDIZIN«:

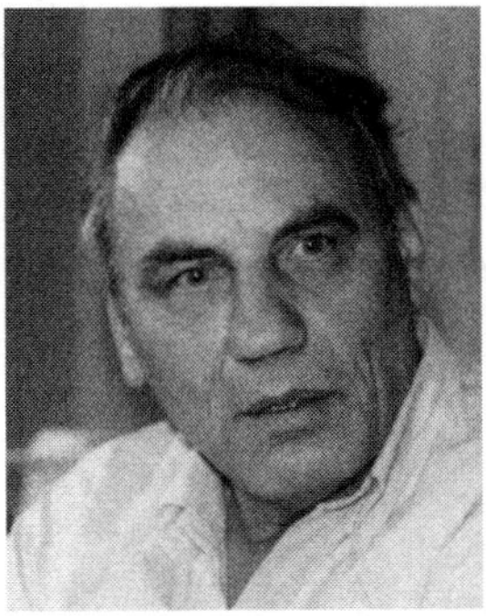

Ryke G. Hamer

Herr Dr. Hamer, wie kam es eigentlich dazu, dass Sie sich mit dem Thema »Krebs« befassten?

Bis 1978 war ich ein normaler Internist. Dann ereignete sich etwas Furchtbares, denn ein wild gewordener, italienischer Prinz schoss ohne jeden Grund meinen Sohn Dirk an, der in einem Boot schlief. Sein Tod war ein Schock, der mich völlig unerwartet, wie wir sagen, auf dem falschen Fuß erwischte. Ein Schock, gegen den ich machtlos war, und so erkrankte ich 1978 an Hodenkrebs. Ich überlegte mir damals, weil ich früher nie ernstlich krank gewesen war, dass dieser Hodenkrebs wohl irgendetwas mit dem Tod meines Sohnes zu tun haben müsse.

Drei Jahre später hatte ich dann Gelegenheit, in einer Frauenkrebsklinik der Münchner Universität meine Patientinnen daraufhin zu untersuchen, ob bei ihnen der Mechanismus genauso abgelaufen war wie bei mir. Und ich fand heraus, jawohl, bei allen – ausnahmslos –

war ein solches Schockerlebnis eingetreten, und man konnte rekonstruieren, dass von diesem Moment an der Krebs gewachsen sein musste. Als ich meinen Kollegen diese Entdeckungen unterbreitete, wurde ich sofort vor die Alternative gestellt, entweder auf der Stelle die Klinik zu verlassen oder abzuschwören.

Das hört sich ja an wie im Mittelalter! Wie reagierten Sie in dieser Situation?

Ja, natürlich als Friese kann man nicht abschwören, zumal ich ja wider besseres Wissen hätte abschwören sollen, also ging ich. Ich empfand es als eine Ungeheuerlichkeit, dass man wegen einer wohl begründeten, neuen wissenschaftlichen Erkenntnis der Klinik verwiesen wurde. Das hätte ich niemals für möglich gehalten – früher. Es war sehr dramatisch, denn ich konnte am letzten Tag gerade noch den 200. Patienten untersuchen und quasi mit diesem Tag war die »Eiserne Regel des Krebs« geboren.

Die »Eiserne Regel des Krebs«, was ist das?

Die »Eiserne Regel des Krebs« ist eine biologische Gesetzmäßigkeit, sie hat drei Kriterien. Das erste Kriterium lautet, jede Krebs- oder krebsähnliche Erkrankung entsteht mit einem allerschwersten, hochakut-dramatischen und isolativen Konflikterlebnisschock, dem so genannten »DHS«. DHS bedeutet »Dirk-Hamer-Syndrom«. Ich habe es so genannt, weil ich selbst durch den Schock über den Tod meines Sohnes Dirk an Hodenkrebs erkrankt war. Das DHS ist seither der Dreh- und Angelpunkt der gesamten »Neuen Medizin« geworden. Denn wir müssen bei jedem Krankheitsfall gewissenhaft das DHS mit seinem ganzen Drum und Dran zu rekonstruieren versuchen. Wir müssen uns in die damalige spezifische Situation hineinversetzen. Nur so können wir verstehen, warum jemanden dieses Problem als biologischer Konflikt getroffen hat.

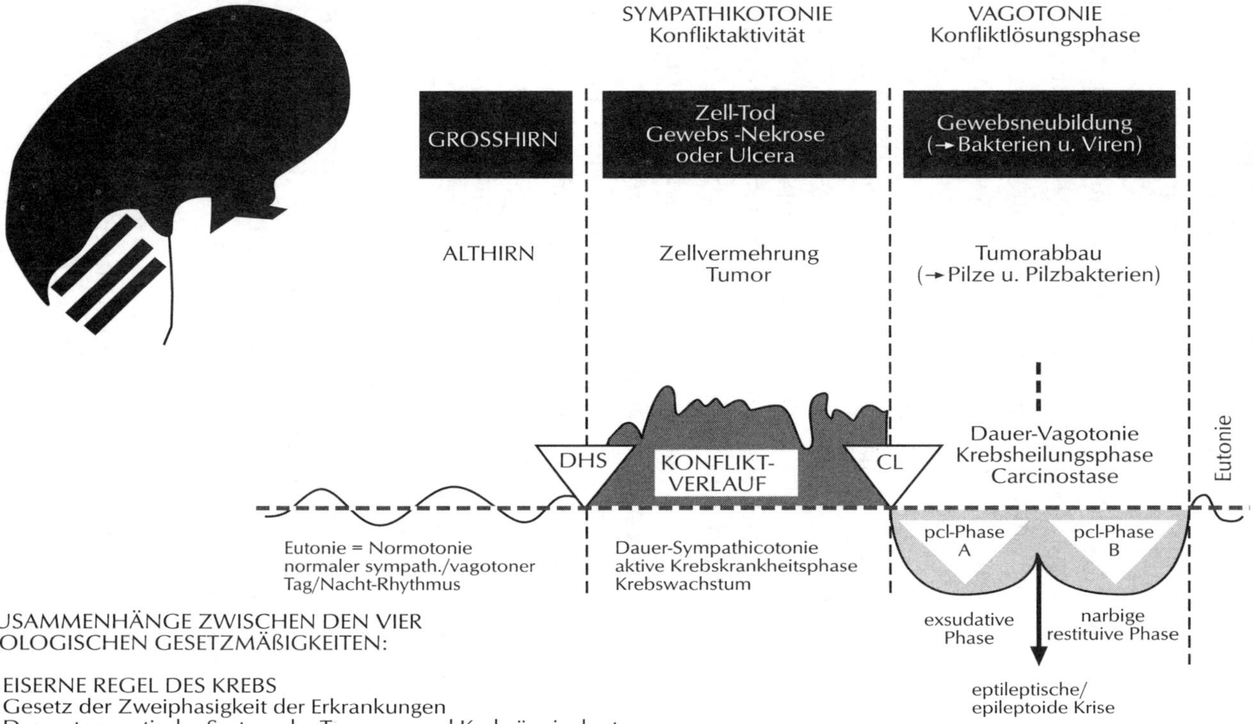

ZUSAMMENHÄNGE ZWISCHEN DEN VIER
BIOLOGISCHEN GESETZMÄßIGKEITEN:

1. EISERNE REGEL DES KREBS
2. Gesetz der Zweiphasigkeit der Erkrankungen
3. Das ontogenetische System der Tumoren und Krebsäquivalente
4. Das ontogenetisch bedingte System der Mikroben

Die »Eiserne Regel des Krebs« hat aber noch zwei weitere Kriterien – welche?

Ja, das zweite Kriterium lautet: Der Konfliktinhalt bestimmt im Augenblick des DHS sowohl die Lokalisation des Hamerschen Herdes im Gehirn *(wird im nächsten Absatz erklärt)* als auch die Lokalisation des Krebs oder Krebsäquivalentes, also der krebsähnlichen Erkrankung, am Organ. Es gibt nämlich keinen Konflikt an sich, sondern jeder Konflikt hat immer einen ganz bestimmten Inhalt. Er ergibt sich assoziativ, das heißt, durch unwillkürliche Gedankenzuordnung und meist am Filter unseres Verstandes vorbei.

Das heißt also, zu jedem Konfliktinhalt gehört ein ganz bestimmter Krebs und eine ganz bestimmte Stelle im Gehirn?

Ja, ein ganz bestimmtes Relais im Gehirn erleidet gewissermaßen einen Kurzschluss. Diesen Kurzschluss kann man mit unseren Computertomographen fotografieren. Diese Stelle sieht dann wie die konzentrischen Ringe einer Schießscheibe aus. Das ist der »Hamersche Herd«. Der Ausdruck stammt übrigens von meinen Gegnern, die diese von mir entdeckten Stellen »die komischen Hamerschen Herde« genannt hatten.

Und wie lautet das dritte Kriterium der eisernen Regel des Krebs?

Das dritte Kriterium lautet: Der psychische Konfliktverlauf entspricht einem bestimmten Verlauf des Hamerschen Herdes im Gehirn und einem ganz bestimmten Verlauf einer Krebs- oder Krebsäquivalenterkrankung am Organ. Das bedeutet, dass jeder biologische Konflikt auf drei Ebenen wirksam ist: in der Psyche, im Gehirn und am Organ quasi gleichzeitig. Es ist jederzeit am nächstbesten Fall beweisbar, dass der Verlauf des Konfliktes, bzw. der Konfliktlösung und Heilung auf allen drei Ebenen synchron ist. Es handelt sich hierbei um ein so genanntes überdeterminiertes System im streng naturwissenschaftlichen Sinne, wobei man, wenn man eine Ebene genau kennt, die beiden anderen Ebenen klar erschließen und finden kann.

Ein Beispiel hierfür: Bei einem Vortrag bei Wien im Mai 1991 brachte mir ein Arzt anschließend ein Hirn-Computertomogramm (CT) eines Patienten und bat mich, für die anderen zwanzig anwesenden Ärzte zu sagen, was der Patient für Organbefunde hätte und was die zugehörigen Konflikte seien. Es lag mir also nur eine Ebene, nämlich die Gehirnebene unserer gedachten drei Ebenen vor.

Ich diagnostizierte aus dem CT des Kopfes ein frisch blutendes Blasenkarzinom in der Heilungsphase, ein altes Prostatakarzinom, einen Diabetes, ein altes Bronchialkarzinom und eine sensorische Lähmung eines bestimmten Körperareals, und natürlich die entsprechenden Konflikte. Daraufhin stand der Arzt vor allen Kollegen auf und sagte: »Herr Dr. Hamer, herzlichen Glückwunsch. Fünf Diagnosen – fünf Volltreffer! Genau das hat der Patient, und Sie können sogar unterscheiden, was er jetzt hat und was er früher hatte. Phantastisch!«

Wie kann ich denn als Laie herausfinden, ob ich so einen Schock, der eine entsprechende Krebserkrankung auslöst, wirklich erlitten habe?

Ja, da gibt es sehr genaue Kennzeichen, die sich von den normalen Konflikten und Problemen, die wir so landauf-landab tagtäglich haben, deutlich unterscheiden. Denn exakt von diesem DHS an ist der Patient im Dauerstress. Das heißt, er hat ganz kalte Hände und Füße, er hat keinen Appetit mehr, verliert an Gewicht, er kann nachts nicht mehr schlafen und denkt Tag und Nacht nur an seinen Konflikt.

Und was passiert, wenn der Konflikt gelöst wird?

In diesem Fall sehen wir, dass der Patient plötzlich nicht mehr Tag und Nacht über seinen Konflikt nachdenkt, er kriegt plötzlich ganz heiße Hände, er bekommt wieder guten Appetit, schläft wieder gut und nimmt wieder an Gewicht zu. Er wird allerdings ganz schlapp und müde, kann manchmal nur noch liegen. Dies ist jedoch keinesfalls der Anfang vom Ende, sondern eher ein positives Zeichen. Diese Heilungsphase dauert je nach vorangegangener Konfliktdauer und -stärke unterschiedlich lang.

Auf dem Höhepunkt der Heilungsphase, in der der Körper viel Wasser eingelagert hat, sehen wir die epileptische oder epileptoide Krise. Von dieser Krise ab scheidet der Körper das Ödemwasser wieder aus und kehrt langsam zur Normalität zurück. Und auf der Gehirnebene sehen wir parallel dazu, dass der Hamersche Herd nun ein Ödem bekommt. Das heißt, dass das ganze Relais im Gehirn stark anschwillt. Während der zweiten Hälfte der Heilungsphase wird im Gehirn harmloses Hirnbindegewebe eingelagert, zwecks Reparatur des Hamerschen Herdes.

Dieses gänzlich harmlose Hirnbindegewebe, das wir im CT mit Kontrastmitteln anfärben können, hat man früher oft fälschlich als Hirntumore angesehen und in völligem Unverstand herausoperiert. Die Hirnzellen selbst können sich nach der Geburt überhaupt nicht mehr vermehren. Insofern kann es echte Hirntumoren gar nicht geben.

Auf der Organebene sehen wir nun das, was bisher als das Wichtigste galt – dass der Krebs nicht mehr weiter wächst. Das heißt, mit der Konfliktlösung stoppt auch das Krebswachstum.

Vielleicht können Sie uns jetzt einige typische Konflikte als Beispiel nennen – und warum nennen Sie sie eigentlich »biologische« Konflikte?

Biologische Konflikte nennen wir sie deshalb, weil sie entwicklungsgeschichtlich zu verstehen sind und bei Mensch und Tier analog zu finden sind. Sie haben nichts zu tun mit den alltäglichen

Problemen und Konflikten, sondern sind Konflikte von einer grundsätzlich anderen Qualität. Sie sind von der Natur eingeplante Störungsfälle im archaischen Verhaltensprogramm unseres Gehirns – z. B., wenn der Wolf der Schafmutter ein Junges raubt, dann erleidet die Schafmutter einen Mutter-Kind-Konflikt, genau wie die Menschenmutter. Die Schafmutter wird ihren Gesäugekrebs auf der gleichen Seite erleiden wie die Menschenmutter ihren Brustkrebs, je nachdem, ob sie rechts- oder linkshufig, bzw. links- oder rechtshändig ist.

Können Sie auch Beispiele aus dem menschlichen Alltag bringen?

Ja. Nehmen wir einmal an, eine Mutter hat ihr Kind an der Hand, steht auf dem Gehsteig und unterhält sich mit einer Nachbarin. Das Kind reißt sich los, springt auf die Straße und die Bremsen eines vorüberfahrenden Autos kreischen. Das Kind wird angefahren. Die Mutter hatte mit nichts dieser Art gerechnet und wird nun plötzlich auf dem falschen Fuß kalt erwischt. Sie erstarrt vor Schreck, das Kind wird ins Krankenhaus gebracht, es schwebt vielleicht in Lebensgefahr – tagelang –, die Mutter hat eiskalte Hände, kann nicht mehr schlafen, kann nicht mehr essen, ist im Dauerstress und von dem Moment an beginnt in ihrer linken Brust, sofern sie Rechtshänderin ist, ein Knoten zu wachsen. Sie erleidet einen typischen Mutter-Kind-Konflikt, mit Schießscheibenkonfiguration im rechten Kleinhirn. Wenn die Mutter nun ihr Kind aus dem Krankenhaus wieder nach Hause holen kann und die Ärzte ihr sagen: So, das ist noch einmal gut gegangen und das Kind ist jetzt wieder gesund, von dem Moment an beginnt die Konfliktlösungsphase.

Ein anderes Beispiel: Eine Frau ertappt ihren Mann mit ihrer besten Freundin im Bett. Sie erleidet einen sexuellen Frustrationskonflikt, in der biologischen Sprache einen Konflikt des Nichtbegattetwerdens, mit einem Gebärmutterhalskarzinom auf organischer Ebene, sofern die Frau Rechtshänderin ist. In der gleichen Situation resultiert jedoch nicht unbedingt bei jedem Menschen der gleiche Konflikt. Denn, falls die Frau ihrem Mann ohnehin schon nicht mehr gewogen war und längst an Scheidung gedacht hatte, dann empfindet sie dieses Ertappen *in flagranti* nicht als sexuellen Konflikt, sondern als menschlichen Konflikt der mangelnden Solidarität der Familie. Dieser Konflikt wäre dann ein Nestrevier-Konflikt und würde einen Krebs in der rechten Brust verursachen, wenn die Frau Rechtshänderin ist.

Wie wir sehen, ist nicht nur entscheidend, was passiert, sondern wie der Patient es im Augenblick des DHS psychisch erlebt. Man muss also wissen, was der Patient im Moment des DHS tatsächlich empfunden hat, denn in dieser Sekunde wird die Schiene gelegt, auf der die »Krebs-Lokomotive« im weiteren Verlauf rollt. Diese Schiene ist ein ganz bedeutsames Bild, denn alle etwaigen späteren Rückfälle verlaufen wieder auf dieser einmal gelegten Schiene.

Herr Doktor Hamer, kann man mit der »Eisernen Regel des Krebs« allein schon einen Patienten therapieren?

Im Prinzip ja, aber die eiserne Regel des Krebs ist nur die erste biologische Gesetzmäßigkeit der Neuen Medizin. Es gibt jedoch insgesamt vier biologische Gesetzmäßigkeiten, die ich empirisch gefunden habe. Das heißt, die auf der Beobachtung von über 10.000 gesammelten und dokumentierten Fällen basieren.

Wie lautet denn die zweite biologische Gesetzmäßigkeit, die sie gefunden haben?

Die zweite biologische Gesetzmäßigkeit der Neuen Medizin ist die »Zweiphasigkeit der Erkrankungen«.

Alle Erkrankungen der gesamten Medizin verlaufen in dieser Zweiphasigkeit! Früher haben wir in Unkenntis dieser Zusammenhänge etwa 1.000 Krankheiten gesehen. 500 davon waren kalte

Krankheiten, bei denen der Patient enggestellte Hautgefäße hatte, blass war, an Gewicht abgenommen hatte. Die anderen 500 waren heiße Erkrankungen mit Fieber, weitgestellten Gefäßen, gutem Appetit, aber großer Müdigkeit. Jetzt wissen wir, dass es jeweils nur halbe Krankheiten gewesen sind, und folgerichtig kennen wir jetzt nur noch etwa 500 Krankheiten, die zweiphasig sind.

Ein gutes Beispiel für die Zweiphasigkeit aller Erkrankungen ist der alte Hirsch, der vom jungen Hirschen aus dem Revier verjagt wird: Er erleidet einen Revierkonflikt, mit einem Hamerschen Herd im Gehirn, etwa über dem rechten Ohr. Der Hirsch rast nun und denkt nur noch daran, sein Revier zurückzuerobern. Er frisst nicht, er schläft nicht, er nimmt an Gewicht rasch ab, weil er im Dauerstress ist. Er hat Herzstiche, Angina pectoris, das heißt kleine Geschwüre in den Koronararterien. Erst wenn es ihm gelingt, indem er nämlich auf vollen Touren läuft, seinen Rivalen aus dem Revier zu vertreiben, von dem Moment an gerät er in die Dauer-Vagotonie (Regenerationsphase). Er frisst wieder gut, eine große Müdigkeit überkommt ihn, er nimmt wieder an Gewicht zu, hat heiße Extremitäten. Auf dem Höhepunkt der Heilungsphase erleidet er den Herzinfarkt als epileptoide Krise. Wenn er den überstanden hat, darf er sein Revier wieder besitzen.

Bei einem Mann würde dem Revier vielleicht der Bauernhof, der eigene Betrieb, die Familie oder sein Arbeitsplatz entsprechen. Beim Menschen haben wir mehrere Teilreviere, sogar ein Auto kann ein Revier sein. Bei Menschen merkt man den Herzinfarkt nur, wenn der Konflikt mindestens drei bis vier Monate gedauert hat, und er ist normalerweise tödlich, wenn der Konflikt länger als ein Jahr gedauert hat und das Einsetzen der vagotonen Heilungsphase übersehen wird.

Herr Doktor Hamer, was ist denn die dritte von Ihnen gefundene biologische Gesetzmäßigkeit?

Es ist das »Ontogenetische System der Tumoren und Krebsäquivalente«. Ontogenetisch bedeutet hierbei, dass sich alle Erkrankungen des Menschen von seiner Entwicklungsgeschichte herleiten lassen.

Ich habe sehr viele Fälle beobachtet, etwa 10.000, und ich habe so gearbeitet, wie ein braver Naturwissenschaftler arbeiten sollte, nämlich rein empirisch. Da waren Patienten, bei denen wuchs in der konfliktaktiven Phase ein kompakter Tumor, und es gab andere, da wuchs etwas in der Heilungsphase. Und das konnte ja wohl kaum das Gleiche sein.

Nun habe ich immer wieder diese verschiedenen Erscheinungsformen verglichen, und da fand ich ein System: Die Tumoren, die in der konfliktaktiven Phase durch Zellvermehrung gebildet wurden, hatten ihre Relais immer im Stammhirn oder im Kleinhirn. Und alle so genannten Tumoren, die im Grunde nur eine überschießende Art der Heilung sind, die waren in der konfliktaktiven Phase Löcher oder Nekrosen gewesen, und ihre Relais lagen immer im Großhirn! Das war die Geburt des »Ontogenetischen Systems der Tumoren und Krebsäquivalente«.

Man sagt, die Ontogenese ist eine Art Rekapitulation der gesamten Evolution im Zeitraffer, was bedeutet, dass die Entwicklung der verschiedenen Arten bis zum Menschen hin in der Embryonalzeit des Kindes und in der Säuglingszeit noch einmal nachvollzogen wird. Wir kennen nun in der Embryonalentwicklung drei so genannte Keimblätter, die sich schon bei der allerersten Entwicklung des Embryos herausbilden, aus denen sich alle Organe ableiten: das innere Keimblatt oder Entoderm, das mittlere Keimblatt oder Mesoderm, und das äußere Keimblatt oder Ektoderm.

Jede Zelle bzw. jedes Organ des Körpers kann man einem dieser drei Keimblätter zuordnen. Die Zellen bzw. Organe, die sich aus dem inneren Keimblatt entwickeln, haben ihre Relais und ihren Steuerungsplatz im Stammhirn, im allerältesten Teil des Gehirns.

Die zu diesem inneren Keimblatt gehörenden Organe machen im Krebsfall Zellvermehrung mit kompakten Tumoren. Alle Zellen bzw. Organe, die sich aus dem äußeren Keimblatt entwickelt haben, haben ihr Steuerungsrelais in der Hirnrinde des Großhirns, dem jüngsten Teil unseres Gehirns. Sie alle machen im Krebsfall Zelleinschmelzungen in Form von Geschwüren, Nekrosen oder Funktionseinbußen auf organischer Ebene, wie zum Beispiel Diabetes. Beim mittleren Keimblatt verläuft alles ebenso gesetzmäßig. Hieran kann man sehen, dass der Krebs kein unsinniges Geschehen zufällig wild gewordener Zellen ist, sondern ein sehr gut verstehbarer und vorhersehbarer Vorgang, der sich ganz präzise an die entwicklungsgeschichtlichen Gegebenheiten hält.

Wachstum, so scheint mir, ist also nicht gleich Wachstum?

Richtig. Das ist eigentlich der Grund, warum man bisher in die ganze Krebsentstehung nie ein System hatte hineinbringen können. Man sagte, Krebs ist, wenn Zellen überschießendes Wachstum aufweisen, aber wie wir jetzt sehen, bedeutet dieses überschießende Wachstum in den verschiedenen Phasen etwas ganz anderes.

Und wie lautet die vierte Gesetzmäßigkeit, die Sie gefunden haben, Herr Doktor Hamer?

Das ist das »Ontogenetisch bedingte System der Mikroben« – also der Viren, Bakterien und Pilze. Die Mikroben hatten wir bisher nur so verstanden, als würden sie die so genannten Infektionskrankheiten bewirken. Und diese Anschauung schien nahe zu liegen, weil wir bei diesen Krankheiten auch stets eben diese Mikroben fanden. Nur, das hatte nicht gestimmt, denn wir hatten bei diesen vermeintlichen, warmen Infektionskrankheiten die erste kalte Phase übersehen. Denn auch diesen »halben Krankheiten« geht immer eine konfliktaktive Phase voraus, und erst mit der Konfliktlösung werden die Mikroben aktiv – und zwar gesteuert von unserem Gehirn! Die

Mikroben sind also in der Regel nicht unsere Feinde, sondern sie helfen uns, indem sie den Tumor abräumen bzw. die Löcher, Nekrosen und Gewebszerstörungen der anderen ontogenetischen Gruppe wieder aufbauen.

Können Sie uns diese vierte Gesetzmäßigkeit zum Beispiel anhand der Lungentuberkulose erklären?

Lungentuberkulose ist eigentlich immer die Heilungsphase nach einem vorausgegangenen Lungenrundherdkrebs. Dieser Krebs hat als Konflikt immer die Todesangst und wird vom Stammhirn dirigiert. Er wächst also in der konfliktaktiven Phase und wird in der Heilungsphase abgebaut – von so genannten Mykobakterien, sofern welche vorhanden sind. Der Krebs wird verkäst und ausgehustet, oft auch mit blutigem Auswurf, was die Menschen dann oft erneut geschockt und zu neuen Todesängsten geführt hat – also eine Art Teufelskreis.

Bei den Tieren hingegen funktioniert das planmäßig: Die Lungentumoren werden verkäst, ausgehustet und zurück bleiben Kavernen, die eine wesentlich bessere Atmungsfähigkeit der Lunge haben, als die Lunge vorher mit diesen kompakten Rundherdkrebsen hatte. Wenn allerdings in dieser Heilungsphase die hilfreichen Tuberkelpilzbakterien fehlen – was heute die Regel ist –, dann bleiben die inaktiven Rundherde, die nicht mehr wachsen, noch jahrzehntelang am Röntgenschirm sichtbar.

Vielleicht kommen wir jetzt zur praktischen Therapie der Konflikte. Ist das bei Ihnen in erster Linie eine Gesprächstherapie?

Kann man eigentlich nicht sagen. Veranschaulichen wir uns das vielleicht wieder im Tierreich, denn das Tier kann ja nur überleben, wenn es seinen Konflikt wirklich löst: Der Hirsch kann nur überleben, wenn er sein Revier zurückerobert. Die Tiermutter, der das

Junge weggerissen wird, kann nur überleben, wenn sie entweder dem Räuber wieder das Junge abjagt, oder wenn sie möglichst schnell wieder ein neues kriegt.

Und so müssten wir eigentlich auch bei den Menschen zunächst einmal versuchen, den Konflikt real zu lösen: Ein Mann, dem seine Frau weggelaufen ist, der braucht seine Frau zurück oder eine andere Frau. Herr Hirsch braucht sein Revier zurück oder ein anderes Revier. Die praktische Lösung ist allemal die beste und haltbarste Lösung. Erst wenn das absolut nicht geht, dann können wir Menschen versuchen, eine Gesprächstherapie quasi als zweitbeste Möglichkeit anzustreben.

Herr Dr. Hamer, wie arbeiten Sie denn nun konkret therapeutisch mit den vier von Ihnen gefundenen biologischen Gesetzmäßigkeiten?

Zuallererst ist es nötig, das DHS, also den Konfliktschock samt Konfliktinhalt zu finden und möglichst auf allen drei Ebenen konkret zu definieren. Man muss dabei berücksichtigen, ob der Patient Links- oder Rechtshänder ist, um festzustellen, auf welcher der beiden Großhirnhemisphären der Patient grundsätzlich arbeitet. Außerdem müssen wir die aktuelle Hormonlage feststellen, denn durch Hormonveränderungen kann die Hirnseite wechseln, auf der der Patient arbeitet, sodass zum Beispiel eine Frau, die die Pille nimmt, männlich reagiert und auch männliche Bedürfnisse und Konflikte haben kann. Man muss den Konflikt also nicht nur auf der psychischen Ebene finden, sondern ihn auch im Gehirn und am entsprechenden Organ lokalisieren können, und zwar entsprechend der Konfliktphase, in der wir uns zum Zeitpunkt der Untersuchung befinden.

Wir haben schon davon gesprochen, dass der Konflikt von der Psyche ausgehend gelöst werden muss, und das erfolgt am besten real. In der Natur sind viele Lösungen schon mit einprogrammiert, zum Beispiel wurden früher bei den Schafen oft Lämmer von Raubtieren gefressen. Die Schafmütter lösten ihren Konflikt dadurch, dass sie rasch wieder trächtig wurden und neue Lämmer gebaren. Auch beim Menschen wird vom dritten Schwangerschaftsmonat an jeder Konflikt gestoppt und kein Krebs kann weiterwachsen, da die Schwangerschaft in der Natur absoluten Vorrang hat.

Welche Komplikationen können in der Heilungsphase auftreten, und wie begegnen wir ihnen?

Die häufigsten Komplikationen haben wir in der Heilungsphase, wenn das lokale Hirnödem entsteht, wenn der Hirndruck kommt, und wenn wir aufpassen müssen, dass der Patient möglichst nicht ins Koma fällt. In dieser Phase hilft in leichteren Fällen schon Kaffee, Tee, Traubenzucker und ein Eisbeutel auf den Kopf wie zu Großmutters Zeiten. In schweren Fällen ist derzeit das Mittel der Wahl das Cortison. Das Cortison ist nicht etwa gegen Krebs, sondern ein rein symptomatisches Mittel gegen das Hirnödem sowie alle organischen Ödeme in der Heilunsphase, also gegen Knochenschmerzen, die durch Knochenhautschwellungen ausgelöst werden.

Auf der Organebene war bisher die einzige Therapie, den Tumor oder das, was man eben als Tumor ansah, zu beseitigen, egal ob dieser Tumor in der konfliktaktiven Phase gewachsen war, oder ob es sich um ein Heilungsphasen-Zellwachstum handelte. Egal, alles wurde weggeschnitten. Diese Ebene stellt sich jetzt ganz neu dar. Der Tumor muss, wenn der Konflikt gelöst ist, nur mehr in den seltensten Fällen operiert werden.

Aufgrund der neuen Erkenntnisse müssen wir uns genau überlegen, was wir überhaupt noch machen und was nicht, denn wenn wir einen Patienten heute vor die Wahl stellen, ob er einen kleinen Darmtumor operiert haben möchte, von dem er sicher weiß, dass der zugehörige Konflikt definitiv gelöst ist, und dieser Tumor folglich nie mehr weiter wachsen wird, dann wird natürlich der Patient uns in 99% der Fälle sagen: »Herr Doktor, diesen Tumor lassen wir schön da drinnen, wo er ist, der stört mich ja die nächsten dreißig, vierzig Jahre meines Lebens nicht.«

Wie groß sind die Heilungschancen in der Neuen Medizin, Herr Dr. Hamer?

Bei rund 90% der Fälle treten in der Heilungsphase keine wesentlichen Komplikationen auf. Es bleiben die restlichen 10%, wo der Konflikt lange gedauert hat, die Intensität vielleicht sehr stark war, oder beides, der Patient also eine große Konfliktmasse hat, die nun nach der Konfliktlösung Komplikationen machen kann: in Form von Hirnödemen und besonders in der epileptischen oder epileptoiden Krise. Diese Komplikationen muss man kennen, sich darauf einstellen und gegebenenfalls mit Medikamenten, insbesondere mit Cortison rechtzeitig gegensteuern.

Auf diese Weise gelingt es uns heute, auch Patienten über die Heilungsphase zu bringen, die früher wahrscheinlich gestorben wären. Ganz besonders wichtig ist aber, dass bei all diesen Komplikationen der Patient jetzt eine völlig andere Einstellung zu seiner Krankheit hat, weil er jetzt merkt, dass der Doktor über den Verlauf der gesamten Erkrankung Bescheid weiß und jeden einzelnen Therapieschritt wirklich sinnvoll und der Situation entsprechend steuern kann. Durch dieses Wissen um den gesamten Verlauf der Erkrankung bekommt der Patient so gut wie niemals mehr Panik. Es baut sich ein großes Vertrauen des Patienten gegenüber dem Arzt auf, und das ist auch berechtigt.

Was halten Sie von den derzeitigen Vorsorgeuntersuchungen, Herr Dr. Hamer?

Gar nichts! Die Zauberlehrlinge können doch derzeit weder unterscheiden, ob ein Krebs noch wächst oder bereits inaktiv ist, noch ob es sich um einen echten Tumor oder um ein Heilungsgewächs handelt. Fehldiagnosen sind dabei geradezu vorprogrammiert.

Die Folge ist, dass der Patient, der die Neue Medizin nicht kennt, in totale Panik verfällt. Dies kann für neue Konfliktschocks verantwortlich sein, zum Beispiel für Todesangstpanik oder Selbstwerteinbrüche, die dann einen neuen Krebs auslösen, was dann scheinbar die Erstdiagnose des Doktors glänzend bestätigt. Im Tierreich kennen wir keine Folgekrebse! Ein Klagenfurter Professor hat das einmal so ausgedrückt: »Der Hamer nennt uns alle Trottel, der sagt, die Tiere haben's gut, die verstehen nicht die Worte der Ärzte, darum kriegen sie keine Metastasen.«

Ja gibt es denn Ihrer Meinung nach keine Metastasen?

Klipp und klar: nein. Das, was die ignoranten Medizinschüler als Metastasen angesehen hatten, waren neue Krebse, ausgehend von neuen Konfliktschocks. In erster Linie ärztlich ausgelöste Diagnose- und Prognoseschocks. Das Märchen von den Metastasen ist ein Märchen aus lauter unbewiesenen Hypothesen. Noch niemals hat ein Forscher eine Krebszelle im arteriellen Blut eines so genannten Krebspatienten finden können. Und dort müsste man sie ja finden, wenn sie in die Außengebiete des Körpers schwimmen würden.

Auch die Hypothesen-Märchen, dass sich die Krebszellen auf ihrem nie beobachteten Weg durch das Blut unterwegs sogar noch verwandelt hätten – zum Beispiel dass eine Darmkrebszelle, die im Darm einen blumenkohlartigen, kompakten Tumor gemacht hat, in einen Knochen gewandert wäre und sich dort in Knochenschwund verwandelt hätte –, sind der helle Wahnsinn und von mittelalterlichem Dogmatismus! Durch das Ontogenetische System ist wohl endgültig widerlegt, dass eine Zelle, die zum Beispiel vorher vom Althirn gesteuert wurde und kompakte Tumore machte, plötzlich ihr zugehöriges Hirnrelais verlässt und sich ans Großhirn ankoppelt, um dann Zellschwund zu fabrizieren. Man kann annehmen, dass ca. 80% der Zweit- und Drittkrebse erst durch die Wahnsinnsmaschinerie der derzeitigen schulmedi*zynischen* Pseudotherapie ausgelöst werden.

Herr Dr. Hamer, was sollen wir den Krebskranken und ihren Verwandten konkret sagen? An wen sollen sie sich wenden?

Also, wir selbst haben kaum etwas anzubieten, und alles, was wir noch anbieten können, das wird ständig von Staatsanwälten, Krankenkassen, Ärztekammern umkreist. Das Gesundheitsministerium in Wien hat die Staatsanwaltschaft in Graz angewiesen, doch ein Verfahren gegen den Hamer zu machen, obwohl man noch gar nicht weiß, was man mir eigentlich vorwerfen will... nur um die »Neue Medizin« zu stoppen. Wir haben vorläufig nur die Möglichkeit, die Patienten zu informieren, mehr nicht. Uns sind die Hände buchstäblich gebunden, wir haben keine Klinik, wir haben kein Sanatorium, wir haben nicht einmal eine Ambulanz, alles wird sofort niedergeschlagen...

... die Menschen müssten einfach einmal auf die Barrikaden gehen, sie müssten sozusagen mit verbalen Steinen werfen nach den Oberen, die sie gewählt haben. Sie müssten einfach streiken, gar keine Stimmzettel mehr abgeben, sie müssten auf die Rathäuser zumarschieren und sagen: »Das ist eine Schweinerei, was hier passiert, die Patienten müssten ja gar nicht sterben, sondern sie werden hier gefoltert und zu Tode gebracht, mit Chemo und Morphium!«

Unabhängig davon ist es eine Tatsache, dass hier in Burgau* in den letzten zwei Jahren über 90% der Krebskranken, die hier informiert wurden, überlebt haben. Und das waren alles durch die Bank schwere Fälle! Das erreichen wir allein dadurch, dass wir die Menschen informieren, dass wir sie aus der Panik rausholen. Mit unseren

Kassetten, unseren Büchern und Informationen überleben über 90%. Das haben wir uns nicht einmal träumen lassen!

Also ohne Therapie sozusagen?

Ja, das ist etwas Neues. Bisher wurde der Patient behandelt, behandelt... das heißt, er musste sich auf den Rücken legen, die Kehle zum Biss anbieten für den Chefarzt, schön ruhig halten, erst dann wurde er behandelt. Je nach Gutdünken des Chefarztes. Bei uns ist der Patient der Chef. Und wir sind seine getreuen Diener, die ihm etwas anbieten: »Chef, das wäre vielleicht so besser oder anders oder... das wäre noch besser«, und dann entscheidet der Chef souverän, was er machen möchte. So ist die »Neue Medizin«!

* * *

Und was sagt Dr. Hamer zu den »krebserregenden« Stoffen? ... Was ist Leukämie wirklich und wie heilt sie am besten? ... Welche Konflikte gehören zu welchen Erkrankungen? ... Warum keine Beruhigungsmittel in der Konfliktphase? ... Warum kein Morphium in der Heilungsphase? ... Wie können Schmerzen gelindert werden? ... Diese und ähnliche Fragen beantwortet seine Tonkassette »Krebs- und krebsähnliche Erkrankungen – eine Einführung in die NEUE MEDIZIN«. Sie ermöglicht einen schnellen Einstieg in die Thematik und ist eine Ergänzung zu den Büchern von Dr. Hamer »Krebs - Krankheit der Seele« und »Vermächtnis einer neuen Medizin« (L 27).

** Mein Gespräch mit Dr. Hamer fand vor dem Fall »Olivia« (L 58) statt. Das »Zentrum für Neue Medizin« in Burgau wurde inzwischen geschlossen und Tausende dort registrierte Adressen gerichtlich beschlagnahmt. Nähere Infos unter www.neue-medizin.de und www.pilhar.com.*

16.

Wer heilt, hat Recht!

Etwa 60.000 Milliarden Zellen besitzen wir. Jede dieser 60.000 Milliarden Zellen hat einen Datenspeicher mit einer Informationsdichte, die etwa zehn Milliarden Mal so groß ist, wie alle heute technisch herstellbaren Speicher. Und jede dieser Zellen besitzt eine »chemische Fabrik«, in der mehr physikalische, chemische, elektrische, elektromagnetische, etc., etc. Prozesse ablaufen als in der größten und fortschrittlichsten High-Tech-Fabrik dieser Erde.

Damit die Zellen und Zellverbände, einschließlich des Gehirns, nicht gegeneinander, sondern miteinander arbeiten, bedarf es eines hochkomplizierten Informations- und Regelsystems (IRS), das wir auch als Energiesystem bezeichnen können, weil es mit der Software eines Computers vergleichbar ist. Das Energiesystem ist die Informationsbrücke zwischen Körper, Seele und Geist. In China gibt es auf diesen vier Ebenen über 600 Therapieformen! Einige davon wollen wir hier kurz beschreiben:

Körperebene – »Exekutionstherapien«

Exekutionstherapien haben den Zweck, Funktionsstörungen und Schmerzen zu beseitigen, die ihre Ursache zu 99% in einer höheren Ebene haben. Keinem Menschen würde es einfallen, einen Computer aufzumachen und sofort an den Printplatten »herumzudoktern«, wenn ein Programmfehler auftritt. In der Exekutionstherapie geschieht das jeden Tag millionenfach!

Chirurgie
Akzeptabel, wenn akut bedrohtes Leben gerettet oder Verwachsungen »repariert« werden. Lesen Sie dazu die Originalzitate von Dr. med. J. Hackethal zum Thema »Operation – ja oder nein?«.

Chemotherapie
Akzeptabel, wenn so behutsam vorgegangen wird wie bei der Misteltherapie, und wenn gesunde Zellen, insbesondere die so wichtigen Blutzellen, nicht geschädigt werden.

Strahlentherapie
Akzeptabel, wenn der Tumor punktgenau bestrahlt wird, wie zum Beispiel bei der Fotodynamik; auf keinen Fall im Knochenbereich (Blutzellschädigung!).

Energiesystem – »Schwingungstherapien«

Schwingungstherapien haben den Zweck, die bioenergetischen Schwingungen in unserem Organismus zu normalisieren, was Funktionsstörungen und Schmerzen reduzieren kann.

Frischkosttherapie
Frischkost enthält große Mengen gespeicherter Sonnenenergie. Sie bringt also im wahrsten Sinne des Wortes Sonne in das Leben des Kranken.

Akupunktur, Akupressur
Löst bioenergetische Blockaden auf.

Homöopathie
Mobilisiert die Selbstheilungskräfte, mit gezielten Hochpotenzen kann sie zur Ordnungstherapie aufsteigen.

Mora-Therapie

Die disharmonischen Schwingungen eines Menschen werden »angezapft« und in umgekehrter Form wieder zurückgegeben, was die Auflösung dieser Schwingungen bewirkt. Auf diese Weise wurde zum Beispiel der berühmte Parkinsonforscher Dr. med. Walther Birkmayer von einem so genannten »Strahlenkrebs« nach einer Strahlentherapie geheilt (L 45).

Heilfasten

Richtiges Fasten ist »Befreiung«, wie sich Kaplan August Paterno ausdrückt. Es geht nicht um Gewichtsverlust, sondern um Loslassen. Bei richtigem Fasten werden auch bestehende Konflikte kleiner. Rudolf Breuß (L 5) hat das Heilfasten für unser Jahrhundert wieder entdeckt, modifiziert und Zigtausenden Menschen näher gebracht. Rudolf Breuß hatte aber auch außerordentlich große Suggestionskräfte. Nur so sind seine an Wunder grenzenden Erfolge erklärbar (L 5).

Weitere Schwingungstherapien

Kneippen, diverse Heilmassagen, Atem-, Bachblüten-, Farblicht-, Edelstein-, Musik-, Bewegungs-, Magnetfeldtherapien, Infrarot, Ultraschall, Hormon- und Enzymtherapien, Sonnenbaden…

Seele – »Ordnungstherapien«

Ordnungstherapien haben den Zweck, seelische und biologische Konflikte und so genannte Falschprogramme aufzulösen. Wird der Konflikt bzw. das Falschprogramm gefunden und gelöst bzw. entladen, beginnt der Heilungsprozess.

Konfliktlösungs-Therapie

Sie ist der »Angelpunkt« der »NEUEN MEDIZIN« von Dr. med. Ryke Geerd Hamer (L 27). Hamer hat an über 10.000 Fällen naturwissenschaftlich nachgewiesen, dass Krebs immer mit einem subjektiv schweren, biologischen Konflikt beginnt. Wird der Konflikt gelöst, setzt die Heilungsphase sofort ein. Hamer hat aber auch die bahnbrechenden Entdeckungen gemacht, dass jede Krankheit zwei Phasen hat – eine kalte und eine warme – und dass die Mikroben in der Regel nicht unsere Feinde, sondern unsere Freunde und Helfer sind (L 36). Die Fachwelt wird vielleicht noch etwas Zeit brauchen, um all dies zu begreifen (L 57). Ihnen steht es frei, es schon jetzt zu tun!

Falschprogramm-Therapie

Falschprogramme sind Suggestionen, die uns irgendwann in unserem Leben gegeben wurden oder die wir uns selbst gegeben haben. Liegt zum Beispiel das Falschprogramm »Ich tauge zu nichts!« vor, so kann dieses Programm u. U. zu einer »Konfliktschiene« für Selbstwerteinbrüche werden, die ihrerseits Knochenkrebs auslösen können. Dr. med. Walter Weber schreibt in seinem Buch »Der Mensch ist mehr als sein Körper« (L 55), dass die meisten seelisch bedingten Leiden geheilt werden können, wenn das zugehörige Falschprogramm entladen bzw. aufgelöst wird. Die Falschprogramm-Therapie ist eine Weiterentwicklung der Psychoanalyse.

(Auto)Suggestion

Dem Unterbewusstsein werden Befehle gegeben, die keine Verneinungen enthalten dürfen. Richtig angewandt hat Suggestion eine unglaubliche Macht und ist daher auch geeignet, Krebs zu heilen (L 40, L 50, L 51). Es besteht allerdings die große Gefahr, dass Suggestionen mit bereits gespeicherten Falschprogrammen in Konflikt geraten können und dadurch neue Krankheiten auslösen. Abgesehen von den Exekutionstherapien wird keine »Therapie« so schwer missbraucht wie die Suggestion: Werbung, politische und religiöse Propaganda, Erziehung und Medizin benutzen die Macht der Suggestion (L 37, L 40, L 51) bei jeder Gelegenheit, und die meisten Menschen sind ihr völlig hilflos ausgeliefert. Ohne negative Suggestionen würde es kaum Krankheiten, Streit und Kriege geben und auch die Zerstörung unserer Umwelt würde bald ein Ende haben…

17.

Breuß, Hackethal, Hamer – Entdeckungen, Irrtümer, Verdienste

Rudolf Breuß hat – wie die Schulmedizin – keine Ahnung gehabt, was Krebs eigentlich ist. Während seiner jahrzehntelangen Praxis hat er jedoch bald erkannt, dass Krebs zumindest in drei von vier Fällen mit natürlichen Mitteln heilbar ist. Tausende Kranke haben seine »Krebskur total« mit Erfolg absolviert. Die meisten seiner »Patienten« befanden (und befinden) sich allerdings bereits VOR der Kur in der »Heilungsphase« oder der Krebs war (ist) überhaupt nicht mehr »aktiv«. Die Verdienste des genialen Heilers aus Bludenz bestanden also hauptsächlich darin, dass er Zigtausenden Menschen, die gar keinen Krebs hatten, die Angst nahm und sie vor den krankmachenden Radikal-Therapien der Schulmedizin bewahrte. Dass die »Breuß-Kur« überaus positive Auswirkungen auf den ganzen Organismus und damit auf die Entfaltung der Selbstheilungskräfte hat, ist ein willkommener Nebeneffekt (L 5).

Dr. med. Julius Hackethal hat als Erster erkannt, dass es zumindest zwei völlig verschiedene Krebsformen geben muss: den seltenen, schnell wachsenden »Raubtier-Krebs« und den häufigen, eher harmlosen »Haustier-Krebs«. Hackethal hat nach eigenen Aussagen über 30.000 Frauenbusen mit seinen Fingern nach Anomalien abgetastet und in den meisten Fällen nur gutartige Veränderungen gefunden.

Hackethals Hauptverdienst liegt also ebenfalls darin, dass er Zigtausende Menschen mit harmlosen Krebsformen vor den üblichen, erst richtig krankmachenden Radikal-Therapien bewahrte. Dass er diese Patienten gleichzeitig mit sanfteren Methoden behandelte, gab den Patienten das gute Gefühl, etwas für ihre Gesundheit getan zu haben (L 26).

Rudolf Breuß wäre beinahe wegen Kurpfuscherei vor Gericht gelandet, und Julius Hackethal war mehrmals gefährlich nahe daran, seine Arzt-Lizenz zu verlieren. R. G. Hamer hat seine Arzt-Lizenz schon vor vielen Jahren verloren und saß – während ich diese Zeilen schrieb – im Gefängnis...

Dr. med. Ryke Geerd Hamer hat vor nun bald zwanzig Jahren »zufällig« die Entdeckung gemacht, dass Krebs in erster Linie eine »Krankheit der Seele« ist. Diese Entdeckung ließ ihn nicht mehr los, bis er an über 10.000 Fällen naturwissenschaftlich nachgewiesen hatte, wie die verschiedenen Krebserkrankungen wirklich entstehen, wie sie verlaufen und wie die Heilung unterstützt werden kann. Dass Hamer dabei auf den Erfahrungsschatz der Naturheilkunde bewusst verzichtet, ist sehr bedauerlich.

Andererseits verdanken wir Dr. Hamer die erste sichere Krebs-Diagnosemethode und das Wissen über die in der Regel harmlosen »Heilungsgewächse«, die nicht auf die »Breuß-Kur« ansprechen und die Hackethal noch als »Raubtier-Krebs« missverstand. Hamers Entdeckungen sind für die Menschheit wahrscheinlich noch bedeutender als jene Galileis. Da Dr. Hamer – im Unterschied zu Galilei – jedoch nicht bereit war, »abzuschwören«, wurde für ihn im Sommer 1995 ein moderner »Scheiterhaufen« errichtet: der Fall »Olivia« (L 58).

Seit über fünfzehn Jahren ist es Dr. Hamers sehnlicher Wunsch, dass eine bestimmte Anzahl von Krebsfällen anhand seiner vier empirisch gefundenen »Krebs-Naturgesetze« öffentlich überprüft wird. Hätten sich in diesen fünfzehn Jahren nur einige wenige Ärzteführer dazu bereit erklärt, wäre uns der Fall »Olivia« vermutlich erspart geblieben. Unabhängig davon haben sich jedoch inzwischen

Zigtausende Menschen mit gesundem Hausverstand mit Dr. Hamers bahnbrechenden Entdeckungen vertraut gemacht. Und Tausende zum Teil sehr berühmte und erfolgreiche Ärzte arbeiten auf der ganzen Welt offen oder noch im Geheimen nach Hamers Krebs-Diagnosemethode... (L 27, L 57)

Bis Galileis angefeindete Entdeckungen sich endlich herumgesprochen hatten, mussten Jahrhunderte vergehen. Im Zeitalter der Telekommunikation geht jedoch alles sehr viel schneller!

18.

Fast zum Lachen: Eine kleine Leukämie

Diese wahre Geschichte hat mir Doktor Hamer beim Mittagessen in Burgau erzählt. Ich habe sie nicht gleich aufgeschrieben und kann sie daher nur dem Sinn nach wiedergeben:

Ein ranghoher Offizier der Deutschen Bundeswehr hatte eines Tages plötzlich große Schmerzen im Lendenwirbelbereich. Der Heeresarzt stellte daraufhin bei ihm einen »Lumbago« (Hexenschuss) fest.

Der Offizier – ich glaube, es war ein Oberst – las zu dieser Zeit gerade im »Vermächtnis einer Neuen Medizin«, dem goldenen Buch von Dr. med. Ryke Geerd Hamer. Und dort steht, dass jeder Lumbago von einer kleinen Leukämie begleitet werde. Das erzählte der Oberst seinen Kameraden, erntete dafür aber nur Kopfschütteln und Gelächter.

Darauf wollte es der Oberst genau wissen und legte sich in das Heeresspital Gießen, das mit der dortigen Universitätsklinik in enger Verbindung steht. Er ließ sich vollständig durchchecken und tatsächlich fand man etwas Verdächtiges, sodass der Chefarzt darauf drängte, zur Sicherheit eine Knochenmarkprobe zu entnehmen. Der Oberst ließ auch das über sich ergehen, denn er wollte ja wissen, ob »der Hamer« Recht hat oder nicht.

Am nächsten Tag kam der Chefarzt zu ihm ins Zimmer und sagte mit bedrückter Stimme, dass er dem Oberst eine schlechte, sehr schlechte Nachricht überbringen müsse. »Was ist denn diese schlechte Nachricht?«, fragte der Oberst erwartungsvoll.

»Wir haben bei der Untersuchung Ihrer Knochenmarkprobe festgestellt, dass Sie Leukämie haben…« Da strahlte der Oberst und er rief voll Freude: »Leukämie! Ich hab's ja gewusst, dass der Hamer Recht hat! Na, die werden schauen!«

»Aber Herr Oberst«, stammelte der Chefarzt, »ich glaube, Sie haben mich nicht richtig verstanden! Sie haben Leukämie! Das bedeutet, wir müssen sofort nach einem geeigneten Knochenmark-Spender suchen. Das bedeutet Bestrahlungen, Chemotherapie…«

Doch der Oberst ließ sich nicht beeindrucken und sagte nur: »Sie sollten einmal das goldene Buch von Dr. Hamer lesen, dann würden Sie nicht solchen Unsinn reden. Und jetzt schreiben Sie mich gesund. Denn ich weiß jetzt, dass ich eine kleine Leukämie habe, und mehr wollte ich nicht wissen.«

»Aber Herr Oberst…«

»Ich gebe Ihnen den Befehl, dass Sie mich jetzt sofort gesund schreiben!«

Jetzt musste der rangniedrigere Chefarzt klein beigeben, denn Befehl ist Befehl. Noch am gleichen Tag erzählte der Oberst die Geschichte von seiner ›kleinen Leukämie‹ seinen Kameraden. Und wieder gab es ein Gelächter.

Diesmal galt das Lachen allerdings der Schulmedizin, die bis heute (1998) nicht begriffen hat, dass Leukämie keine eigene Krankheit ist, sondern ein Teil der üblichen Heilungsphase nach einer Schädigung des Knochenmarks durch mechanische Einwirkung (Knochenbruch), Strahlung oder Knochenkrebs…

Rudolf Breuß fand bereits 1952 mittels der Irisdiagnose heraus, dass Leukämie kein Krebs sein kann. Außerdem stellte er bei allen Leukämiekranken Depressionen fest, die er als Ursache der Leukämie deutete. Aufgrund dieser Erkenntnisse sagte er seinen »Patienten«, dass sie keine Angst vor der Leukämie haben müssten. Mit dieser Suggestion und mit einigen eher nebensächlichen Ernährungstipps »heilte« er nach eigenen Aussagen über 150 Leukämiekranke (L 5).

Knochenkrebs (Osteolysen = Knochenschwund = Entkalkungslöcher im Knochen) ist laut Dr. Hamer die Folge eines Selbstwerteinbruchs und lokalisiert sich je nach Art dieses Selbstwerteinbruchs (zum Beispiel Schenkelhals-Osteolysen für Konflikt des Nichtdurchstehen-Könnens). In der Heilungsphase ergeben sich Knochenödeme (Bruchgefahr!), große Schmerzen durch Dehnung der Knochenhaut, Rekalzifizierung der Osteolysen (fälschlicherweise Osteo-Sarkom genannt!) und ein Anstieg der Zahl faktisch aller Blutzellen = Leukämie… (L 27, L35, L57)

19.

Der geheim gehaltene Durchbruch der »Neuen Medizin«

Wer die »unendliche Geschichte« des deutschen Internisten Dr. Ryke Geerd Hamer näher kennt, fragt sich, ob der Fall »Olivia« noch »notwendig« war, denn lange davor wurde es doch schon mehrfach offenkundig, dass die Gesetzmäßigkeiten der »Neuen Medizin« in der Praxis tatsächlich zutreffen. Nachfolgend drei Beispiele:

9. Dezember 1998: »Medizinisches Zertifikat« in Wien

An diesem Tag bestätigten vier Mediziner die von Dr. Hamer aufgestellte »Eiserne Regel des Krebs«.

Es wurden sieben Patienten untersucht. Die Untersuchung hatte den ausdrücklichen Zweck, festzustellen, ob alle Krankheitsbilder und Krankheitsverläufe dieser Patienten, die an Krebs, Multipler Sklerose oder Krebsäquivalenten (zum Beispiel Morbus Crohn) erkrankt waren, eindeutig nach der »Eisernen Regel des Krebs« verlaufen waren.

Alle untersuchenden Fachärzte kamen zum Ergebnis, dass diese Theorie Hamers reproduzierbar sei. »Nicht jedoch seine Behandlungsmethode, die in der alleinigen Konfliktbewältigung besteht«, bestätigte Universitätsprofessor Dr. med. Jörg Birkmayer, Krebsspezialit, Biochemiker und Mitunterzeichner des »Zertifikats« dem ***Standard.*** (Quelle: Der Standard, 22. August 1995)

24. Juni 1992: Deutsche Kinderklinik zeigt der Krebsforschung erlösenden Ausweg

Eine Kinderklinik in der BRD weist an 24 Fällen von Krebs, Leukämie, Hirntumor, Sarkom, etc. streng naturwissenschaftlich nach, dass die von Dr. Ryke Geerd Hamer entdeckten biologischen Gesetzmäßigkeiten der »Neuen Medizin« tatsächlich zutreffen (s. Seite 119).

Diese offizielle Bestätigung von Hamers Entdeckungen ist der bisher größte Fortschritt auf dem Gebiet der Krebsforschung und Krebstherapie der letzten fünfzig Jahre! Im Einzelnen hat Dr. Hamer Folgendes festgestellt:

- Krebs wird ausschließlich durch einen subjektiv schweren seelischen Schock (bei gleichzeitig herabgesetzter Disposition und ebenfalls gleichzeitiger Isolation) = einen »biologischen Konflikt« ausgelöst.

- Art und Stadium einer Krebserkrankung sind im Computer-Tomogramm (CT) des Gehirns zweifelsfrei erkennbar – alle anderen »Früherkennungsmethoden« sind damit überholt.

- Die fälschlich als »Hirntumoren« bezeichneten Gebilde sind in Wirklichkeit vorübergehende Heilungsgewächse.

- Leukämie ist keine eigene Krankheit, sondern eine Begleiterscheinung der Heilungsphase von Knochenkrebs oder Knochenmarkschädigung durch ionisierende Strahlung.

Juli 1994: Die Celler Dokumentation

In der »Celler Dokumentation« hat Dr. Hamer im Juli 1994 (ein Jahr vor dem Fall »Olivia«) acht vorwiegend urologische und

Eingegangen
2.6. JUNI 1992
Dekanat der Medizinischen Fakultät

Städtische Kinderklinik Gelsenkirchen

Städtische Kinderklinik · Westerholter Straße 142 · 4650 Gelsenkirchen-Buer

Herrn Dekan
Prof. Dr. D. P. Pfitzer
Medizinische Fakultät der
Universität Düsseldorf
Universitätsstraße 1

4000 Düsseldorf 1

Westerholter Straße 142
Gelsenkirchen-Buer
Telefon (0209) Zentrale: 369-1
Durchwahl: 369- 22o
Fernschreiber 08 24 788
Auskunft erteilt Zimmer
Prof. Dr. Stemmann

Ihr Schreiben vom

Gelsenkirchen-Buer, 24.o6.1992

Sehr geehrter Herr Dekan,

Ihrem Vorschlag, daß ich als Mitglied der Medizinischen Fakultät in einer Ärztekonferenz 2o Fälle daraufhin untersuchen soll, ob sie nach den biologischen Gesetzmäßigkeiten der "Neuen Medizin" des Dr. Ryke Geerd Hamer reproduzierbar sind, habe ich entsprochen. Vereinbarungsgemäß sollte ich Ihnen und der Fakultät darüber berichten:

Am 23. und 24. Mai 1992 hat unter meiner Leitung eine Konferenz in der Städtischen Kinderklinik Gelsenkirchen an 24 Fällen nach den Regeln der "Neuen Medizin" stattgefunden, und es wurde eingehend untersucht, ob die von Dr. med. Ryke Geerd Hamer entdeckten und definierten 4 biologischen Gesetzmäßigkeiten der "Neuen Medizin" in jedem Falle zutreffend waren. Durchschnittlich hatte jeder Fall 4 bis 5 Erkrankungen.

Wie Sie ja wissen, lauten die 4 biologischen Gesetzmäßigkeiten der "Neuen Medizin":

1. Die EISERNE REGEL DES KREBS mit ihren 3 Kriterien

2. Das Gesetz der Zweiphasigkeit der Erkrankungen - bei Lösung des Konfliktes

3. Das ontogenetische System der Krebs- und Krebsäquivalenterkrankungen

4. Das ontogenetisch bedingte System der Mikroben

Die 24 Fälle erstreckten sich auf folgende Erkrankungen:

Krebs, Leukämie, Psychose, Multiple Sklerose, Diabetes, Allergie, Epilepsie, Hirntumor, Infektionskrankheit, Tuberkulose, Sarkom.

Wir fanden ausnahmslos bei allen 24 Fällen, bei denen, wie gesagt, meist mehrere Erkrankungen bestanden, daß die biologischen Gesetzmäßigkeiten der "Neuen Medizin" 1 - 3 jeweils für jede Teilerkrankung exakt erfüllt waren und zwar auf allen 3 Ebenen, der Psyche, dem Gehirn und den Organen, und das für jede einzelne Phase synchron. Die 4. Gesetzmäßigkeit, das ontogenetisch bedingte System der Mikroben, konnte nicht ausreichend überprüft werden, da die dazu nötigen Unterlagen, wie Erregernachweise u. a., in nicht ausreichender Zahl vorlagen.

In den nächsten Tagen geht Ihnen die darüber ausgefertigte ausführliche Dokumentation samt detailliertem Prüfungsbericht von mir gesondert zu.

Die Wahrscheinlichkeit, daß nach der strengen wissenschaftlichen Überprüfung auf Reproduzierbarkeit die Gesetzmäßigkeiten der "Neuen Medizin" (1 - 3) r i c h t i g sind, muß nunmehr als sehr hoch angesetzt werden.

Mit freundlichen Grüßen

Prof. Dr. E. A. Stemmann
Leitender Arzt

Prof. Dr med Ernst-August Stemmann
Arzt für Kinderheilkunde
Städt. Kinderklinik Tel. 0209/369-238
Westerholter Str. 142
4650 Gelsenkirchen-Buer
19 73 549 - 04

Dr. Elke Mühlpfort
Kinderärztin
Schulärztin

Dr. med. Mühlpfordt
Kinderärztin

nephrologische Krankheitsgeschichten einschließlich ärztlicher Befunde, CTs, Fotos und anderer wissenschaftlicher Informationen aufgezeichnet. Die Falldokumentation ist eine Ergänzung zu Dr. Hamers Habilitationsarbeit von 1981 an der Universität Tübingen.

Zwei der Personen, deren unglaubliche Krankheitsverläufe darin in allen Details beschrieben sind, kenne ich persönlich und kann daher mitbezeugen, dass diese Dokumentation korrekt ist. Jeder Arzt, der sich ernsthaft mit der »Neuen Medizin« beschäftigen will, muss diese einmalige Falldokumentation gelesen haben (L 27).

Zusammenfassung:

Jeden Tag sterben in Deutschland, Österreich und der Schweiz nach wie vor rund tausend Menschen an Krebs bzw. an den Folgen der zum Teil völlig überflüssigen Behandlungen. Tausende Ärzte in aller Welt arbeiten seit Jahren mit Dr. Hamers Diagnosemethode. Kurz vor der Fertigstellung dieses Buches wurden die Gesetzmäßigkeiten der »Neuen Medizin« auch am Onkologischen Institut der Universität Trnava (Slowakei, siehe Seite 121) anhand von sieben Patienten mit insgesamt 20 Erkrankungen hinsichtlich ihrer Reproduzierbarkeit untersucht und dies bestätigt. Wäre es nicht hoch an der Zeit, zum Wohle der Menschheit die biologischen Gesetzmäßigkeiten der »Neuen Medizin« endlich auch in Deutschland, Österreich und der Schweiz öffentlich zu prüfen?

TRNAVSKÁ UNIVERZITA

Hornopotočná 23, 918 43 Trnava

BESTÄHTIGUNG

Am 8.9. u. 9.9.1998 wurde am Onkologischem Institut Hl. Elisabeth in Bratislava und Onkologischen Abteilung des Krankenhauses in Trnava sieben Patientenfälle mit ingesamt mehr als 20 einzelnen Erkrankungen in Gegenwart des Prorektors der Universität Trnava, des Dekans der Fakultät für Pflegewesen und Sozialwesen der Universität Trnava und ingesamt 10 Dozenten und Professoren untersucht (ärztliche Protokolle von diesen Fällen, die durch Dr. Hamer gemacht wurden, sind in der Beilage). Es sollte festgestellt werden, ob nach naturwissenschaftlichen Regeln der Reproduzierbarkeitsprüfung die Verifikation seines Systems festgestellt werden konnte.

Dies war der Fall.

Von den jeweils etwa 100 Fakten, die man bei jeder Einzelerkrankung nach den Regeln der "Neuen Medizin" abfragen kann, konnten zwar in Ermangelung vollständiger Untersuchungsbefunde nicht alle Fakten abgefragt werden, aber die abgefragten Fakten zeigten, dass alle Naturgesetze der "Neue Medizin" erfüllt waren.

Die untergezeichneten nehmen deshalb mit hoher Wahrscheinlichkeit als gesichert an, dass seine Präsentation in zwei Überprüfungskonferenzen bewies sein System mit gröster Warscheinlichkeit. Wir schätzen sehr hoch das menschliche, ethische und geduldige Engagement Dr. Hamers und seinen neuen ganzheitlichen Zutritt zum Patienten. Nach Berücksichtigung aller dieser Faktoren, haben wir den Eindruck gewonnen, dass die Frage der möglichts baldigen Anwendung der "Neuen Medizin" dringend weiterverfolgt werden sollte.

Trnava 11.9.1998

prof.MUDr.J.Pogády,DrSc, Prof.f.Psychiatrie, Vors.der Kommission ....

prof.MUDr.V.Krčméry,DrSc, Dekan der Fakultät ....

doc.RNDr.J.Mikloško,DrSc, Prorektor f.Forschung

20.

Diagnose Krebs – Was tun?

Gesetzt den Fall, Ihr Arzt eröffnet Ihnen eines Tages, dass Sie – wahrscheinlich – Krebs haben, was tun Sie dann?

1. **Fragen Sie Ihren Arzt, wie er zu dieser Diagnose gekommen ist, und ob es sich**
   a) um einen alten, inaktiven Krebs oder
   b) um einen neuen, aktiven Krebs oder
   c) um ein Heilungsgewächs handelt.

   Kann er diese Frage nicht eindeutig beantworten, dann…

2. **Besorgen Sie sich ein CT** (Computertomogramm) Ihres Gehirns und suchen Sie einen Arzt, der das CT lesen kann. Das ist derzeit die einzige wissenschaftlich gesicherte Methode, festzustellen, ob Sie einen aktiven Krebs, ein Heilungsgewächs oder nur einen inaktiven, also längst abgeschlossenen Krebs haben.

3. **Nehmen Sie sich Zeit**
   Liegt ein aktiver Krebs oder ein Heilungsgewächs vor, dann nehmen Sie sich Zeit und informieren Sie sich genau über die verschiedenen Therapiemöglichkeiten, ihre Chancen, Risiken und Nebenwirkungen. Lassen Sie sich von niemandem drängen, irgendetwas sofort zu tun – außer es besteht akute Lebensgefahr, was nur äußerst selten der Fall ist.

4. **Sie sind der Chef**
   Erkundigen Sie sich nach Menschen, die Krebs hatten und ihn heil überstanden haben. Informieren Sie sich so sorgfältig, bis Sie keine Zweifel mehr haben – und dann entscheiden Sie sich bewusst für eine bestimmte Therapie und für einen bestimmten Arzt (Heiler).

5. **Einen inaktiven Krebs**, der zufällig entdeckt wurde, lassen Sie am besten in Ruhe, denn was wichtig war, hat Ihr Organismus längst getan. Wenn Sie unbedingt etwas tun wollen, dann ist Heilfasten mit Säften und Kräutertee das Beste.

So erkennen Sie selbst die Vorboten:

Ich, du, er, sie, es – wir alle haben schon einmal Krebs gehabt! Ohne es zu wissen! Und wir haben ihn aus eigener Kraft geheilt. Denn neben dem »großen Krebs«, der zwanzig und mehr Jahre alt werden kann, ehe er von der Schulmedizin bemerkt wird, gibt es den »kleinen Krebs«. Dieser unterscheidet sich von seinem großen Bruder nur dadurch, dass der seelische bzw. biologische Konflikt, der ihn ausgelöst hat, relativ klein war und daher schon nach kurzer Zeit gelöst wurde. Um einen »großen Krebs« auszulösen, bedarf es auch eines (subjektiv) großen Konfliktes.

Wie können Sie nun als Laie herausfinden, ob Sie so einen Schock, der einen Krebs auslösen kann, tatsächlich erlitten haben?

Dr. med. Hamer nennt die Kennzeichen: »Exakt von Beginn eines solchen Konfliktes an sind Sie im Dauerstress! Das heißt, Sie haben kalte Hände und Füße, Sie haben keinen Appetit mehr und verlieren an Gewicht, Sie können nachts nicht mehr schlafen und denken Tag und Nacht nur noch an Ihren Konflikt.« (L 27)

So können Sie den Krebs noch stoppen:

Wenn alle diese Symptome bei Ihnen tatsächlich zutreffen, dann ist das noch lange kein Grund zur Panik, denn Sie haben dann noch genug Zeit, gemeinsam mit Ihren wahren Freunden herauszufinden, was Sie so in Stress versetzt und wie Sie den Konflikt am besten und schnellsten lösen können.

Wichtig ist nur, dass Sie kein Beruhigungs- oder Schlafmittel nehmen und dass Sie den Konflikt nicht in sich hineinfressen, sondern sich sobald wie möglich mit jemandem gründlich aussprechen. Sie müssen raus aus der Isolation! Das ist Ihr gutes Recht und Ihre Pflicht gegenüber Ihrer Familie und Ihren Freunden.

Wenn es Ihnen auf diese Weise gelingt, den Konflikt in ein, zwei Wochen herauszufinden und zu lösen, dann setzt automatisch die Heilungsphase ein. Sie denken dann plötzlich nicht mehr Tag und Nacht über Ihren Konflikt nach. Sie bekommen wieder warme Hände und guten Appetit, Sie schlafen wieder gut und nehmen an Gewicht zu. Es kann sein, dass Sie ganz schlapp und müde werden, das ist ein gutes Zeichen. Die Heilungsphase dauert etwa so lang, wie der Konflikt gedauert hat. Es kann auch sein, dass Sie einen Druck im Kopf oder sonstige Schmerzen verspüren. Das ist alles normal und kann mit schwarzem Tee, starkem Kaffee, etc. gelindert werden.

Ist Ihr »biologischer Konflikt« bereits älter als zwei Wochen, ist es ratsam, einen Arzt (Heiler) aufzusuchen, der mit den Zusammenhängen vertraut ist. Er kann Ihnen helfen, Ihren Konflikt herauszufinden und ihn dann entweder real oder auf der geistigen Ebene zu lösen.

Denken Sie stets daran, dass Sie sicher schon einmal Krebs gehabt und ihn aus eigener Kraft geheilt haben. Wenn Sie wirklich wollen, können Sie diese Kraft jederzeit wieder mobilisieren.

Hat Krebs einen tieferen Sinn?

Es kommt vor, dass wir uns eine Krankheit nur deshalb »zulegen«, um über diesen Umweg etwas zu lernen, und es ist auch gar nicht so selten, dass wir mit einer Krankheit eine alte Schuld loswerden, indem wir das Leiden während der Krankheit als »Sühne« annehmen (L 60). In beiden Fällen benützen wir die »Krankheit als Weg« (L 7).

Im Tierreich ist Krebs ein biologisches Ausleseprinzip. Versagt ein Tier bei der Erfüllung einer wichtigen Aufgabe, wie zum Beispiel der Mutterpflicht, und verliert so ein Junges, dann gibt es einen Kurzschluss im Gehirn, der einen Dauerstress auslöst. Dieser Dauerstress treibt die Mutter an, das Junge zurückzubekommen oder möglichst schnell wieder schwanger zu werden (denn Schwangerschaft stoppt das Krebswachstum, auch beim Menschen!).

Gleichzeitig läuft wie eine Sanduhr die Veränderung am Organ. Gelingt es dem Tier, in dieser Zeit seine biologische Aufgabe doch noch zu erfüllen (Konfliktlösung), setzt die Heilungsphase sofort ein. Gelingt es ihm nicht, ist das Tier nur noch eine Belastung für seine Art und muss daher so rasch wie möglich sterben. Damit wird verhindert, dass das Erbmaterial eines Tieres, das seine biologische Aufgabe nicht erfüllen kann, weitergegeben wird.

Menschen können nur dann einen biologischen Konflikt erleiden, wenn es sie »auf dem falschen Fuß erwischt« (Hamer). Anders gesagt: Niemand kann Krebs bekommen, der immer »in der Gegenwart« ist. Doch das ist gar nicht so einfach! Mehr darüber im Abschnitt »Vorbeugen ist besser als Heilen«.

21.

Krebs aus dem Himmel?

Interview mit Univ.-Prof. Dr. Manfred Haider*

Das »Ozonloch« gibt es neuerdings nicht nur über der Antarktis, jetzt kriegen wir es auch auf der Nordhalbkugel. Die NASA hat das herausgefunden. Die Frage, die immer wieder auftaucht, wollen wir vorweg klären: Es gibt Ozon in den bodennahen Luftschichten, und es gibt Ozon irgendwo hoch oben. Wo ist da der Unterschied, Herr Professor?

Der Unterschied ist folgender: In den bodennahen Luftschichten, also dort, wo wir atmen, nimmt das Ozon seit den letzten dreißig bis vierzig Jahren ständig zu. Und zwar darum, weil die Vorläufersubstanzen, insbesondere Stickoxide und flüchtige Kohlenwasserstoffe, zunehmen. Aus denen bildet sich dann das bodennahe Ozon, das wir auch als Sommersmog bezeichnen, weil es der Umwandlung bedarf – unter Einfluss des Sonnenlichts. Das wirkt dann hauptsächlich auf die Atmungsorgane, und hier müssen wir vor allem die Vorläufersubstanzen reduzieren.

Dem gegenüber existiert in der Stratosphäre, in ca. 20 km Höhe, eine schützende Ozonschicht. Diese Ozonschicht schützt uns vor ultravioletter Strahlung, insbesondere vor UVB-Licht mit bestimmten Wellenlängen, das Auswirkungen auf die Haut hat und auch auf die Augen. Kurz gesagt, das Ozon in der Stratosphäre brauchen wir dringend. Das Ozon am Boden sollten wir vermeiden.

Von welchen Auswirkungen sprechen Sie? Man hat unter anderem gelesen: 300.000 Hautkrebskranke mehr in den kommenden Jahren.

Wovon man bisher gewusst hat, ist das so genannte Ozonloch über der Antarktis, also über dem Südpol. Das entsteht im dortigen Frühling (September, Oktober), dann kommt nämlich die Sonne durch. Sie aktiviert dann vor allem die Chlorteilchen, diese steigen auf und zerstören die Ozonschicht, die sich später wieder bildet. Über der nördlichen Halbkugel (in Amerika und Europa) weiß man schon seit den 80iger Jahren, dass die Ozonschicht bisher bereits um 1-2% abgenommen hat. Nun zeigen diese neueren NASA-Meldungen auf, dass es vielleicht noch dramatischer ist – dass es möglicherweise bereits 5% und mehr sind…

Wenn es zu einem weiteren Absinken kommt, können verstärkt Hauterscheinungen auftreten, auch Krebserkrankungen wie z. B. Epideliome, Pasaleome, bis hin zum gefährlichen Melanom. Die Krebserkrankungen nehmen bei 1-2% Ozon-Abnahme um ca. 3% zu. Das sind aber nur Berechnungen.

Wir müssen das in das Bewusstsein der Leute bringen, obwohl die in den letzten Jahren stark angestiegenen Hautkrebsraten damit kaum etwas zu tun haben. Das hängt vielmehr mit der Tatsache zusammen, dass vor ungefähr zwanzig Jahren die Leute mit den Tropenreisen begonnen haben und sich dort der Sonne immer noch zu stark aussetzen. Die erste Botschaft müsste also sein – es handelt sich in diesem Fall ja auch um das ultraviolette Licht –: Man muss sich schützen! Vor allem, wenn man in die Tropen, zum Meer oder ins Hochgebirge fährt.

Es gibt Sonnencremes mit hohen Lichtschutzfaktoren, und man sollte auch einen Kopfschutz tragen. Und natürlich Sonnenbrillen. Richtig ist aber auch das, was ich vorher gesagt habe: Die Ozonschicht nimmt ständig ab. Wir können allerdings nur Szenarios ausrechnen. Die meisten sind Horror-Szenarien.

Horror-Szenarien, die aufgrund der Abnahme des Ozons in der Stratosphäre auf uns zukommen: Was bedeutet das nun konkret für unser Verhalten? Meeresurlaub vergessen? Baden vergessen? Bergsteigen vergessen? Wie schaut es genau aus, Herr Professor?

Im Gegenteil. Es handelt sich ja da um das natürliche Sonnenlicht, um bestimmte Anteile davon. Das Sonnenlicht hat auch seine Vorteile: Hautbräunung tritt ein, Pigmentierung und vor allem auch Vitamin D-Bildung. Gerade das hat man ja früher besonders hervorgehoben. Es geht nur darum, dass man die größte Strahlungsintensität meidet, also sich nicht der prallen Mittagssonne aussetzt und in den Tropen, am Meer und im Hochgebirge die entsprechenden Cremes mit hohen Schutzfaktoren nimmt.

Bleibt noch die Frage offen, ob hier nicht vielleicht ein bisschen übertrieben wird, ob die Presse vielleicht nur versucht, Sommerlöcher mit Horrormeldungen aufzufüllen? Ist es wirklich schon so dramatisch oder übertreiben wir?

Als Wissenschaftler muss ich dazu sagen, dass das nur Szenarien sind. Berechnete Szenarien. Wir wissen eigentlich nicht einmal genau, ob das gefährliche UVB wirklich bis auf das Meeresniveau herunterkommt. Man wird aber mit solchen Nachrichten sehr leicht zum »Beschwichtigungshofrat«. Und darum bin ich eigentlich nicht so sehr gegen diese Meldungen, obwohl sie zum Teil wirklich falsch sind.

Die Natur hat immer nur auf Katastrophen reagiert, und wir Menschen, wir haben das genauso gemacht. Wir reagieren immer erst dann, wenn die Katastrophe da ist. Jetzt sind wir an einem Übergang, der für uns sehr wichtig sein kann: Wenn wir es jetzt schaffen, bereits auf die Katastrophen, die im Bewusstsein der Menschen sind, zu reagieren – und das tun wir ja jetzt gerade bei der Ozonschicht –, wenn wir also präventiv reagieren, dann wäre das der Weg, um auch in anderen Bereichen rasch zu besseren Umweltbedingungen zu kommen.

Österreich hat beim »präventiven Reagieren« ja bereits Vorbildfunktion. Wie können wir als kleines Land – global gesehen – da etwas erreichen?

Um die Zerstörung der schützenden Ozonschicht zu minimieren, müssen wir vor allem die Treibgasmittel (FCKW), die Kühlmittel und die Feuerlöschmittel (Halone) aus dem Verkehr ziehen. Das ist auch tatsächlich vorbereitet worden, bereits im Jahre 1985 in einer Wiener Konferenz, und es ist im Protokoll von Montreal vorgeschrieben worden, und zwar weltweit. Nur wurde dort festgesetzt, dass der Ausstieg erst bis 2000 vollführt werden soll. Während Österreich – und das ist unsere Vorbildfunktion – Verordnungen für beide Stoffgruppen erlassen hat, die den Ausstieg bereits fünf Jahre früher vorschreiben.

Österreich hat hier das Richtige gemacht. Werden die anderen folgen und auf FCKWs und Halone verzichten?

Ich hoffe es. Wenn es einmal weltweit gesetzlich festgelegt ist und sich die Interessengruppen zum Ausstieg verpflichtet haben, dann können wir damit rechnen, dass unsere Kinder das Sonnenlicht mit weniger Aufpassen genießen können, als wir es derzeit tun müssen.

* *Gekürzte Fassung eines Interviews mit Univ.-Prof. Dr. Manfred Haider, Vorstand des Instituts für Umwelthygiene der Universität Wien*

22.

»Erdstrahlen« – Gesundheitsschäden jetzt wissenschaftlich nachgewiesen!

Lange Zeit war die schädliche Wirkung – ja sogar die Existenz – von geopathogenen Standorteinflüssen (»Erdstrahlen«) für die Wissenschaft kein Thema. Bis eine österreichische Forschergruppe aus Medizinern, Physikern, Biochemikern und Technikern in mehrjähriger Arbeit die bioelektrischen Regulationssysteme von 985 Personen untersuchte (L 22).

In über 460.000 Messungen am menschlichen Körper wurde eindeutig festgestellt: Geopathogene Störfelder* führen stets zu einer Schwächung und Chaotisierung der Regelvorgänge im ganzen Körper! Besonders anfällig ist das »Vegetative Nervensystem« des Menschen, das eine Vielzahl von Körperfunktionen wie z. B. Atmen, Blutdruck, Verdauung etc. steuert.

Schon bei kurzzeitiger Störung dieses Systems können Beschwerden wie plötzliche Müdigkeit, Kopfschmerzen, Schlaflosigkeit, Atem-, Darm- und Kreislaufstörungen auftreten. Bei längerer Einwirkung dieser Störfelder wird zunächst von »Vegetativer Dystonie« gesprochen. In weiterer Folge kann es auch zu Immunschwäche (L 29) und über diese »Umwege« zu schweren Erkrankungen wie Bronchialasthma, Leberzirrhose und auch Krebs kommen…

Besonders ungünstig wirken sich Erdstrahlen am Schlafplatz aus, denn dort kann es sieben oder acht Stunden pro Nacht »Strahlenbeschuss« geben (L 2, L28).

Wer ist gefährdet?

Am wenigsten gefährdet sind gesunde Erwachsene, die sich vollwertig ernähren, nicht rauchen, für viel Bewegung in frischer Luft sorgen und ein seelisch ausgeglichenes Leben ohne Dauerbelastungen führen (L 41).

Am meisten gefährdet hingegen sind Säuglinge und Kleinkinder sowie Kranke und Rekonvaleszente. So zeigte zum Beispiel eine repräsentative Untersuchung der Schlafplätze von krebskranken Kindern in Österreich bei 95% (!) der Fälle das Vorhandensein von pathogenen Störzonen auf. Eine derart hohe Übereinstimmung zwischen dem Auftreten von Krebs und Störzonen müsste eigentlich auch den Erdstrahlen-Skeptikern unter den Medizinern zu denken geben…

Was ist Strahlung?

Strahlung ist gerichtete, räumliche und zeitliche Ausbreitung von Energie, die von einer natürlichen oder künstlichen Strahlungsquelle ausgeht. Strahlung besteht aus Wellen (zum Beispiel elektromagnetische Schwingungen, Gamma-Strahlen) und/oder Teilchen (Heliumkerne, Elektronen, Neutronen). Gamma-Strahlen und schnelle Neutronen besitzen ungeheure Energien. Schon relativ geringe Mengen können ausreichen, um ganze Kontinente radioaktiv zu verseuchen – in Tschernobyl waren es kaum mehr als 100 Gramm!

Strahlenquellen

Wir unterscheiden natürliche Strahlen, wie zum Beispiel jene der Sonne, die Strahlung aus dem Weltall sowie die Erdstrahlen und die künstlichen Strahlen: Radioaktivität von Atomversuchen, Atomreaktoren, Wiederaufbereitungsanlagen, Röntgen-Apparaten, Strahlentherapie, etc. sowie bestimmten Baustoffen; dann gibt es noch elektromagnetische Wellen im Bereich von Sendern, Radaranlagen und Hochspannungsleitungen.

Die Wirkungen

Energiereiche Gamma-Strahlen können 20 cm starke Bleiplatten durchdringen, und Neutronen werden selbst von meterdicken Betonwänden nicht restlos absorbiert. Schon allerkleinste Mengen davon können genügen, um den Stoffwechsel in den Körperzellen zu blockieren, was den Tod der getroffenen Zellen bedeuten kann. Wird der Zellkern getroffen, kommt es zu Erbmasseveränderungen und damit zu Missbildungen bei Neugeborenen. Strahlung kann aber auch abgelenkt oder »gefangen« und in Wärme umgewandelt werden. Sogar die »Reparatur« von Strahlenschäden ist in lebenden Organismen vorgesehen (L 21).

Der Mensch ist eine ideale Antenne

Warum bringt der Griff eines Menschen auf die Antenne eines Radios oder Fernsehgerätes oft einen besseren Empfang? Weil der menschliche Körper elektrisch leitend ist und die elektromagnetischen Wellen, aus denen die Radio- und Fernsehwellen bestehen, noch besser als eine Metall-Antenne aufnimmt. Leider nimmt der menschliche Körper aber auch schädliche Erdstrahlen auf, die ebenfalls aus elektrischen und magnetischen Feldern bestehen.

Wie breiten sich Erdstrahlen im Wohnbereich aus?

Geopathogene Störfelder sind in Häusern stärker wirksam als in der freien Natur. Sie sind auch in oberen Stockwerken durchaus wirksam. In Stahlbetonbauten verschieben sich die Störfelder oft seitlich von Stockwerk zu Stockwerk. Zusätzlich können diese Störfelder durch Radio-, Fernseh- oder Satellitensender sowie durch Einwirkungen von technischen (Haushalts-) Geräten, durch Transformatoren, Steigleitungen etc., aber auch durch Federkernmatratzen, Metallrohrleitungen (Wasser, Gas, Fernwärme) und Heizkesselanlagen wesentlich verstärkt werden (L 31).

Kann man Erdstrahlen physikalisch messen?

Unter »Erdstrahlen« oder besser »geopathogenen Störzonen« versteht man Anomalien (Anomalie = Abweichung vom Normalen, abnormal) von elektrischen, magnetischen und elektromagnetischen Feldern an der Erdoberfläche. Da diese Feldanomalien durch technische Felder wie Starkstromleitungen, Fernseh- und Rundfunkwellen, Radar, etc. noch überlagert und damit ständig verändert bzw. verstärkt werden, ist die rein physikalische Messung solcher geopathogenen Störzonen äußerst schwierig und in der Praxis kaum durchführbar.

Aus diesem Grund und aufgrund der wichtigen, noch offenen Frage nach den unterschiedlichen Reaktionen verschiedener Personen auf die gleichen Felder ist die Messung der Auswirkung geopathogener Störzonen nur am betroffenen Menschen selbst aussagekräftig.

Wenn am Körper eines Menschen auf Störzonen gemessen wird und sich dieser kurz darauf zu einer zweiten Messung auf ungestörte Zonen begibt, kann mit hoher Treffsicherheit eine standortabhängige

Veränderung der gemessenen Werte nachgewiesen werden. Nur Messungen am Menschen selbst sind beweiskräftig!

Was wird gemessen?

In der Praxis bewährt hat sich die Messung des »elektrischen Körperwiderstandes« zwischen jeweils einem von zehn Messpunkten an der Hautoberfläche einer Hand mittels einer Punktelektrode und einer Ableitelektrode, welche die Messperson mit der Innenfläche der anderen Hand umschließt. Spezifische und wesentliche Merkmale des Messgerätes sind Messströme im Bereich von Zehntel Mikroampere sowie eine Messsonde, die exakt druckkonstant geregelt wird (L 30).

Die gemessenen Größen des elektrischen Körperwiderstandes (nicht des Hautwiderstandes!) an gesunden und von Störfeldern unbelasteten Personen festgestellt, liegen um 40 Kilo-Ohm. Nach wenigen Minuten Aufenthalt auf einer Störzone steigen die gemessenen Widerstände unterschiedlich, oft bis zum zehnfachen Wert und darüber an (bioelektrische Regulationsstarre).

Ein österreichisches Forschungsinstitut hat in ganz Österreich Spezialisten ausgebildet, die an Ort und Stelle Messungen mit einem Störzonen-Messgerät durchführen können: Bei einer solchen Untersuchung werden sowohl Messungen direkt an den jeweiligen Personen als auch Messungen diverser technischer Störfelder in der Umgebung des Schlafplatzes mit verschiedenen Messgeräten durchgeführt, denn nur wenn beides gemessen wird, können daraus die richtigen Maßnahmen abgeleitet werden.

** Geopathogene Störfelder (Geo = Erde, pathogen = krank machend) entstehen durch fließendes Wasser, Verwerfungen, Hohlräume und Spalten in der Erdkruste.*

23.

Macht der »Wellensalat« krank?

Uraltes Wissen um die Schädlichkeit von Wasseradern und Erdstrahlen wird heute international mit neuesten Studien über das erhöhte Krebsrisiko durch elektromagnetische Strahlen und Felder verglichen. Und dabei kommen die Experten zu alarmierenden Ergebnissen.

Einig sind sich die Physiker, Ärzte und Technologen in einem Punkt: Der »Wellensalat« hat in unserer hochtechnisierten Welt ein für Mensch und Umwelt bedrohliches Ausmaß angenommen. Die wachsende Zahl von Allergien, Krebserkrankungen, Leukämie bei Kindern, chronischen Rheumasymptomen und psychischen Störungen wird von vielen Medizinern heute eindeutig auf eine »Störung der Regulationssysteme im Körper« durch elektromagnetische Überreizung zurückgeführt. (L 46)

Die Ursachen für derartige Störungen sind in jedem Haushalt und an fast jedem Arbeitsplatz zu finden.

Elektromagnetische Felder und Leukämie

Jedes elektrische Gerät trägt zum »Wellensalat« bei und natürlich auch all jene Leitungen, die oft im wahrsten Sinne des Wortes über unsere Köpfe hinweg gespannt werden.

Nun wird – seit einer aufsehenerregenden Studie von Wertheimer/Leeper im Jahre 1979 über den möglichen Zusammenhang von Leukämie bei Kindern und Belastung durch elektromagnetische Felder – diese Diskussion von zwei Standpunkten aus geführt:

Ein Teil der Wissenschaftler, und mit ihnen die Stromerzeuger und Großverbraucher, will auf »eindeutige Messergebnisse« warten und dann Grenzwerte fest- oder herabsetzen. Andere Wissenschaftler – meist sind es Ärzte, die mit »Strahlenpatienten« und deren schwierig zu behandelnden Symptomen alltäglich konfrontiert sind – fordern rasches Handeln und fundierte Aufklärung über gesundheitsschädliche Wirkungen des »sauberen« Stroms.

Umstrittene Grenzwerte

Der Münchner Universitätsprofessor Dr. König spricht in diesem Zusammenhang sogar von »laufenden Menschenversuchen«, die sofort eingestellt werden müssen, und Prof. Hamneris aus Göteborg berichtet, dass in Amerika elektromagnetische Felder als »wahrscheinliche menschliche Karzinogene« von der Wissenschaft beurteilt werden, was im Gesundheits-Report vorsorglich nicht veröffentlicht wird.

Einigkeit herrschte unter den Experten auch darin, dass Grenzwerte für tolerierbare elektromagnetische Einflüsse äußerst schwer festzusetzen sind. Je nach unserer eigenen »Wellenlänge«, die für die Steuerung der interzellularen Vorgänge verantwortlich ist, sind die Reaktionen auf bestimmte Feldstärken von außen extrem unterschiedlich. Als gesichert gilt heute jedoch, dass die elektromagnetische Bioinformation in unseren Zellen empfindlich auf störende elektromagnetische Feldstärken von außen reagieren kann. Überreizte Nervenzellen, eine veränderte Zellteilungsrate, blockierte Gene, die plötzlich aktiviert werden und Störungen des Immunsystems sind nur einige der möglichen Folgen. Erwiesen ist auch, dass ein geschwächter Organismus und Kinder empfindlicher auf elektromagnetische Belastung reagieren als gesunde Erwachsene.

Nicht anerkannter Risikofaktor

Die Krankheitsbilder sind vielfältig und für den Arzt oft schwer behandelbar. Dr. Smith, Elektronik-Experte in London, zeigt immer wieder Bilder von Personen mit schweren Schockreaktionen unter 380 KV-Leitungen, während die Klagen über Konzentrations- und Schlafstörungen von Menschen, die Häuser direkt oder sehr nahe unter Hochspannungsleitungen bewohnen, auch in Österreich bekannt sind. Für die österreichische Verbundgesellschaft gilt jedoch nur die Reaktion der Bienen auf 380 KV-Leitungen als bewiesen – sie sterben an der Überhitzung ihres Chinin-Panzers. Die Argumente betroffener Anrainer gegen geplante oder bestehende Hochspannungsleitungen werden noch nicht ernst genommen.

Elektrosmog im Alltag

Gegen eine derartige Bedrohung »von oben« kann man sich weltweit in den seltensten Fällen wehren. Worauf jeder Einzelne jedoch Einfluss nehmen kann, ist der private Wellensalat, mit dem wir uns alltäglich umgeben. Haushaltsgeräte, Mikrowellenherde, Funktelefone, Computer-Bildschirme und Freizeitelektronik sollten nicht ununterbrochen unter Spannung stehen. Ihre »Felder« überschreiten oft die festgesetzten Grenzwerte und können zum alltäglichen Umweltstress enorm beitragen. Auch das Verlassen eines »geladenen« Raumes ist keine Lösung, denn was die Abschirmung elektromagnetischer Felder angeht, sind auch die Baubiologen überfordert. Auch natürliche Baustoffe – Ziegel, Stein, Holz etc. – schirmen elektromagnetische Einflüsse nicht oder nicht ausreichend ab.

Dass nicht nur der menschliche Organismus unter dem Elektro-Stress leidet, sondern auch Pflanzen, dokumentiert Dr. Volkrodt anhand eindrucksvoller Bilder von Waldschäden entlang von Richtfunk- und Radarschneisen. Als ehemaliger Entwicklungs-Ingenieur bei Siemens bezeichnet er Mikrowellen und Niederfrequenz-Felder als eine bisher unterschätzte Ursache des Waldsterbens.

Ärzte und Techniker fordern niedrigere Grenzwerte

Nachdenklich stimmt, dass auf der ganzen Welt niedrigere Grenzwerte für den zumutbaren »Wellensalat« diskutiert werden. Und auffallend ist, dass trotz der bagatellisierenden Darstellung möglicher Schädigungen durch elektromagnetische Feldwirkung für deren therapeutische Verwendung (Galvanisationen, Herzschrittmacher etc.) ganz strenge Normen bestehen. Prof. Varga vom Hygiene-Institut in Heidelberg appelliert an die Verantwortlichen, schon jetzt die Grenzwerte möglichst niedrig anzusetzen, ohne eindeutige Forschungsergebnisse abzuwarten. Die Kompromisse dürften nicht länger zugunsten der Technik, sondern müssten endlich zugunsten des Menschen geschlossen werden, auch wenn die in Umweltfragen viel zitierte »Kosten-Nutzen-Rechnung« oberflächlich betrachtet nicht aufgeht.

Die langfristigen Folgen der Störungen unseres organischen »Informationssystems« lassen sich heute noch nicht exakt in Zahlen ausdrücken. Alternativmediziner und Rutengänger weisen seit langem auf die Schäden durch »Störfelder« hin. Dass ihre Wirkung massiver und nachhaltiger ist, als bisher angenommen (und vom Gesetzgeber berücksichtigt), darin herrscht unter den Fachleuten auf der ganzen Welt Einigkeit.

24.

»Raucher-Krebs« mit Wenn und Aber...

Es ist keine Frage, dass Luftschadstoffe unsere Atemwege reizen und auch schädigen können. An erster Stelle steht dabei natürlich das Rauchen und Mitrauchen. Scheinbar eindeutige Zusammenhänge zwischen Luftverschmutzung, insbesondere dem Rauchen und Lungenkrebs erweisen sich jedoch bei näherer Betrachtung zumindest als fragwürdig.

Zur Wirkung der allgemeinen Luftverschmutzung gibt eine kleinräumige Langzeitstudie (L 53) des Hygiene-Institutes am Physiologischen Institut der Universität Graz Auskunft. Dabei wurden 45 kleinere Regionen der Steiermark nach verschiedenen Umweltkriterien ausgewählt und untersucht. So wurden zum Beispiel für Krebserkrankungen der Atemwege Unterschiede bis zum doppelten Wert zwischen Reinluftgebieten (Hartberg, Friedberg, Irdning) und Gebieten mit hoher Luftverschmutzung (Voitsberg, Leoben) gefunden.

Die Studie zeigt also deutliche Wirkungsbeziehungen zwischen Umweltbedingungen und Krebssterblichkeit. Aber auch psychogene Faktoren, wie bei »Toxikopien«, seien zu beachten, betonen die Verfasser der Studie. Unter »Toxikopie« versteht man, dass ein Organismus bei Annahme einer möglichen Giftbedrohung weitgehend dieselben körperlichen Reaktionen zeigen kann wie bei einer echten Vergiftung. Zahlreiche in ihrer Ursache ungeklärte Massenerkrankungen an Arbeitsplätzen werden so gedeutet!

Kommentar: Es ist also möglich, dass die Angst vor der Schädigung letzten Endes eine größere Rolle spielt als die Schädigung durch die Luftschadstoffe selbst!

Lungenkrebs im Vormarsch

Nach Auskunft des renommierten Lungenfacharztes Univ.-Doz. Dr. Heinrich Klech nimmt der Lungenkrebs in Österreich rasant zu: Etwa 13.000 Österreicher sterben jährlich vorzeitig an dieser Krankheit. Hauptverantwortlich sei dafür das Rauchverhalten der Alpenbürger. Aktivraucher haben ein zehn- bis vierzehnfach erhöhtes Risiko, an Lungenkrebs zu erkranken, stellt Klech fest. Passivraucher erkranken mit 1,5-fach erhöhter Wahrscheinlichkeit an dieser Krankheit: »Lungenkarzinome sind in der Zeit von 1985 bis 1990 bei Männern um 40%, bei Frauen um 139% (!!!) angestiegen«, sagt Klech.

Amerikanische Wissenschaftler der Colorado State University stellten fest, dass sich auch für Hunde das Lungenkrebs-Risiko erhöht, wenn Frauchen oder Herrchen allzu viel paffen. Allerdings nicht bei allen Rassen, denn gefährdet sind ausschließlich – so berichten die Forscher – Hunde mit kurzen Nasen. Völlige Krebsentwarnung kann aber trotzdem nicht gegeben werden. Bei Hunden sei nämlich Nasenkrebs häufiger als Lungenkrebs.

Zellatmung wird halbiert

Wer raucht, saugt nicht nur benzpyrenhaltige Teerstoffe in sich hinein, sondern auch zusätzlich Blei, Nikotin, Nitrosamine, Spuren von DDT und PCB und reichlich Kohlenmonoxyd, das bei jeder Verbrennung entsteht, schreibt Dr. med. Erich Smolnig in seinem Buch »Die Demaskierung des Krebsproblems« (L 49): »Wir wissen, dass Nikotin ein Gefäßgift ist, das zu krampfartigen Einengungen der Blutgefäße und damit zu Sauerstoffmangelzuständen in den Organen führt. Wir wissen aber auch, dass Kohlenmonoxyd die Sauerstoffaufnahme des Blutfarbstoffes entschieden vermindert und damit zu einem den Zellstoffwechsel gefährdenden Sauerstoffmangel beitragen kann.«

Das Blutgift »Kohlenmonoxyd« verbindet sich zweihundertmal so schnell mit dem den Sauerstoff zu den Zellen schaffenden Hämoglobin des Blutes wie der lebensnotwendige Sauerstoff (O_2): Das bedeutet, dass bereits bei einem CO-Gehalt von 0,1% in der Luft mehr als die Hälfte der Atmungsfunktionen des Blutes ausgeschaltet werden. Schließlich wird der Raucher auch noch durch die in den Tabakpflanzen vorkommenden Radioisotope Kalium/210 und Polonium/210 (Alpha-Strahler!) zusätzlich mit radioaktiver Strahlung belastet (L 49).

Lickint prägte 1953 den Begriff der »Rauchstraße«, die von den Lippen über Mundhöhle – Rachen – Kehlkopf – Luftröhre – Bronchien bis in die Lungenbläschen reicht. Die untere Rauchstraße (Bronchien und Lungenbläschen) sei bei den Zigarettenrauch Inhalierenden am meisten krebsgefährdet. Lickints Vergleichsstatistik ergab, dass 16% der erkrankten Männer Nichtraucher und 84% Raucher waren (L 48).

Rauchen macht krank, aber nicht unbedingt Krebs

Dass Rauchen dem gesamten Organismus erheblich schadet, ist also keine Frage. Ich selbst habe Gott sei Dank nie das Bedürfnis gehabt zu rauchen, und ich habe auch wenig Verständnis für rücksichtslose Raucher, die andere, insbesondere Kinder, zum Mitrauchen zwingen. Unabhängig davon gibt es einige Fakten, die den scheinbaren Zusammenhang zwischen Rauchen und Lungenkrebs schwer erschüttern:

- »Nur« jeder zehnte Raucher stirbt an Lungenkrebs. Was ist mit den anderen?

- Fast alle Tierversuche zum Thema Rauchen und Krebs sind zu vergessen, denn bei keinem einzigen Versuch wird berücksichtigt, dass auch Tiere eine Seele haben. Den schlagendsten Beweis für diesen Fehler lieferten die Hamster: Sie erkrankten, zum Unterschied von den Mäusen, trotz intensiver »Behandlung« mit Zigarettenrauch nicht an Krebs! Weil sie eben normalerweise unter der Erde leben und dort kein »Programm für Rauch-Angst« brauchen.

- Lungenkrebs ist in drei von vier Fällen ein Zweitkrebs. Das heißt, er entsteht erst nach der ersten Diagnose »Krebs« durch den Arzt, die beim Patienten Todesangstgefühle auslösen kann. Das könnte auch die hohe Lungenkrebs-Steigerungsrate bei den Frauen erklären, denn die meisten Frauen bekommen ihren Lungenkrebs erst nach der (richtigen oder falschen) Diagnose »Brustkrebs«...

Nach R. G. Hamer (L 27) ist ein Todesangstkonflikt die einzig mögliche Ursache für Lungenkrebs. Er deutet auch an, dass es so etwas wie eine »Konfliktschiene« gibt. Nachdem Raucher zehnmal so häufig an Lungenkrebs erkranken wie Nichtraucher, liegt es möglicherweise an der Persönlichkeitsstruktur des Rauchers, dass er viel eher einen Todesangstkonflikt erleidet als der Nichtraucher. Das ist umso verständlicher, als der Raucher ja tatsächlich seine Lunge schwer schädigt und damit ständig »kränkt«. Bei den Lungen-Erstkrebsen (nur 25%) führt der Weg also offenbar von der allgemeinen schweren Lungenerkrankung über den darauf folgenden Todesangstkonflikt zum Krebs...

25.

Vorbeugen ist besser als heilen

Zunächst wollen wir uns nochmals vor Augen führen, wie Krebs wirklich entsteht. Drei »Ursachen« sind gleichzeitig wirksam:

1. Herabgesetzte körperliche, seelische oder geistige Verfassung
2. Ein subjektiv schwerer seelischer Konflikt und
3. Innere oder äußere Isolation während des Konfliktes

Ziel aller vorbeugenden Maßnahmen muss es sein, in diesen drei Bereichen besser zu werden:

1. Natürlicher leben

»Die Mikrobe ist nichts, das Terrain ist alles!«, hat ein Schüler des berühmten Forschers Louis Pasteur einmal gesagt. Keine Krankheit, inklusive Krebs, hat eine Chance zu wachsen, wenn wir ihr den »Nährboden« entziehen!

Deshalb essen Sie bitte langsam, bewusst und vollwertig, sorgen Sie für regelmäßiges Heilfasten und, falls erforderlich, für eine Darmsanierung (L 4-6, L 10). Nehmen Sie sich Zeit für ein tägliches Bewegungs- und Atemtraining. Genießen Sie den natürlichen Rhythmus zwischen Anspannung und Entspannung, legen Sie regelmäßige Pausen ein und achten Sie auf erholsamen Schlaf.

Gehen Sie negativen Schwingungen wie zum Beispiel Erdstrahlen, technischen Feldern, Umweltgiften, Rauchen, Alkohol, schlechten

Nachrichten, Hassgefühlen, etc. aus dem Weg (L 2, L 28, L 46, L 51, L 55). Lassen Sie mehr positive Schwingungen wie Sonnenlicht und Wärme, Wind und Wetter, Tiere und Pflanzen, Erde, Holz und andere Naturmaterialien an sich heran. Gönnen Sie sich öfter ein Lächeln, eine Umarmung, geben Sie anderen und holen Sie sich Ihre »Streicheleinheiten«!

Finden Sie Ihre wichtigsten »Falschprogramme« vor allem im Hinblick auf Selbstabwertung und Angstgefühle heraus, gehen Sie systematisch daran, sie zu entladen bzw. aufzulösen. Anleitungen dazu finden Sie in dem Buch »Der Mensch ist mehr als sein Körper« von Dr. med. Walter Weber (L 55). Üben Sie sich täglich in positivem Denken, Sprechen und Handeln (L 9, L 37, L 51, L 55).

2. Wirklich »da sein«

Leben Sie hier und jetzt! Leben Sie in zeitdichten Schotten! (L 9). Machen Sie es wie Momos Beppo Straßenkehrer: Ein Atemzug, ein Schritt, ein Besenstrich (L 13), »Vergänglich ist jede Gestaltung; strebet ohne Unterlass« (Buddha, L 16). Wenn Ihr Geist ständig in der Vergangenheit oder in der Zukunft wandelt, ist Ihr Körper meist »von allen guten Geistern verlassen«. Er unterscheidet sich dann nicht mehr sehr von einem Tierkörper und ist allen biologischen Gesetzen unterworfen. Lenken Sie daher Ihr ganzes Bewusstsein auf die Gegenwart, denn »die Herrschaft über den Augenblick ist die Herrschaft über das Leben«. Erkennen Sie »die Religion in Ihrem Tun« (L 39).

Üben Sie sich darin, Kritik und Abwertungen wirksam zu begegnen (L 9) und Manipulationen sofort zu erkennen, lesen Sie nach bei Josef Kirschners »Manipulieren – aber richtig« (L 37). Entwickeln Sie eine gesunde Skepsis gegenüber Arztdiagnosen, schlechten Nachrichten, Werbesendungen und anderen verborgenen Suggestionen

(L 26, L 27, L 37, L 40, L 51, L 55). Meiden Sie die »Übertragung« von negativen Bewusstseinszuständen. Mitgefühl ist in Ordnung, Mitleid(en) eine Unsitte! Es gibt genug Beweise, dass schwere Krankheiten, einschließlich Krebs, auf geistig-seelischer Ebene übertragen werden (L 14, L 51, L 55).

Wenn Ihnen die Angst begegnet, dann sprechen Sie die Worte »Es darf sein«, »Es ist, wie es ist«, »Es geschehe« oder »Amen«, je nach dem, was Ihnen mehr liegt. Bei größeren Ängsten machen Sie Folgendes:

1. Überlegen Sie, was schlimmstenfalls eintreten kann.
2. Seien Sie bereit, das Schlimmste zu erleben.
3. Stellen Sie sich nun vor, es ist bereits eingetreten...
4. Versuchen Sie dann, das Schlimmste abzuwenden – machen Sie einen Plan und realisieren Sie ihn! (Aus »Sorge dich nicht – lebe« von Dale Carnegie, L 9)

Lernen Sie, Konflikte bewusst auszutragen: »Liebe deine Feinde«, hat Jesus gesagt (L 14, L 60), er hat nicht gesagt: »Habe bzw. mache dir keine Feinde.« Aus sich herausgehen ist besser, als alles in sich hineinfressen. Üben Sie sich darin, soviel und so oft wie möglich »loszulassen« (L 37, L 39, L 55). Finden Sie heraus, was Sie wirklich wollen, und streben Sie konsequent darauf hin. Alles ist erreichbar! Mehr darüber im gleichnamigen Buch von Raymond Hull (L 32).

Es gibt eine Lösung!

Es gibt eine außerordentlich erfolgreiche Technik, der Lösung eines Konfliktes rasch näher zu kommen: Die Kultivierung der übergeordneten Vorstellung »Es gibt eine Lösung!«. Diese positive Vorstellung entspannt – auch wenn sie zunächst nur sehr vage ist –, denn sie lenkt Ihre Gedankenkräfte nicht mehr in Richtung Problem, sondern zur Lösung. Die Vorstellung »Es gibt eine Lösung!« ist wie ein Same, den Sie in die Erde senken. Damit dieser Same aufgeht und wächst, tun Sie Folgendes:

Schreiben Sie den Satz »Es gibt eine Lösung!« auf verschieden große Zettel und befestigen Sie diese Zettel dort, wo Sie öfters hinschauen: an Ihrer Uhr, Ihrem Spiegel, Ihrem Kalender, auf der Innenseite Ihrer Toilettentür etc. sodass Ihnen dieser Satz so oft wie möglich in die Augen springt. Das entspricht den Sonnenstrahlen, die den Samen »aufwecken«.

Sagen Sie sich den Satz »Es gibt eine Lösung!« mehrmals am Tag – vor allem kurz vor dem Einschlafen und kurz nach dem Erwachen – je zwanzig Mal vor. Das entspricht dem Regen, der den Samen zum Wachsen bringt.

Wenn Ihnen Sätze wie »Es gibt keine Lösung«, »Es hat ja doch keinen Sinn«, »Was kann ich schon tun?« etc. in den Sinn kommen, dann sind das entgegengesetzte Vorstellungen! Diese »Falschprogramme« können Sie auflösen: Schreiben Sie sie wie auf einen Zettel und streichen Sie sie dann jeden Abend bewusst durch. Das machen Sie so lange, bis alle negativen Gedanken verschwunden sind. Es entspricht dem Ausreißen und Verbrennen des Unkrauts, das Ihre junge Pflanze (die neue Vorstellung) sonst ersticken würde.

Warum das so funktioniert sowie genaue Anleitungen für den Umgang mit übergeordneten Vorstellungen finden Sie in folgenden Büchern: »Die Seele heilt den Menschen« und »Der Mensch ist mehr als sein Körper« (L 55) von Dr. med. Walter Weber, Selbstbemeisterung durch bewusste Autosuggestion von Emil Coué (L 50) sowie Autosuggestion und Heilung von Dr. med. Erich Rauch (L 43).

3. Wahre Freunde gewinnen

Stärken Sie Ihr Selbstwertgefühl! »Liebe deinen Nächsten wie dich selbst.« Alles andere ist nur erfunden worden, um Sie klein und gefügig zu machen (L 14, L 37, L 55). Gewinne aufrichtige Freunde. Nachfolgend drei Regeln aus Carnegies Buch »Wie man Freunde gewinnt« (L 9):

1. Kritisiere, verdamme, klage nicht!

2. Gib anderen ehrliche und aufrichtige Anerkennung!

3. Erwecke in anderen Menschen lebhafte Wünsche!

Verbessern Sie Ihre Kommunikationsfähigkeit und die Bereitschaft dazu (L 9, L 55). Wenn Sie allein in einer Wohnung leben, überlegen Sie sich, ob es nicht vielleicht eine bessere Lösung gibt.

Trauer um einen Toten in selbstgewählter Isolation ist der beste Nährboden für Krebs. »Lass die Toten ihre Toten begraben und folge mir nach«, sagt Jesus (L 14). Trauer ist in Wirklichkeit nur Selbstmitleid und daher durch nichts zu rechtfertigen.

Jetzt werden Sie vielleicht denken: »Da muss ich ja mein ganzes Leben umkrempeln!«, und damit haben Sie möglicherweise Recht. »Wir leben in einer Krebs-Gesellschaft«, sagt Josef Kirschner. Wer da ausbrechen will, muss ganz schön an sich arbeiten. Dafür winkt aber eine weit höhere Belohnung, als »nur« das Vermeiden von Krebs: ein bewussteres, glücklicheres und freieres Leben…

26.

Der Krieg in unserem Körper

Sie sind tückisch, hinterlistig und ständig präsent. Innerhalb von Sekundenbruchteilen formieren sie sich zu ganzen Armeen. Im strategisch günstigsten Moment schlagen sie zu – wenn das Opfer am schwächsten ist. Ihr Zerstörungswerk ist großräumig, mit kleineren Attacken geben sie sich nicht zufrieden. Ihr Ziel: die totale Zerstörung. Ihr Name: „Freie Radikale".

Ihren seltsamen Namen verdanken die Freien Radikale ihrem Verhalten: Sie agieren wie fundamentalistische Terroristen – nur eben in unserem Körper. Die durch Oxidationsvorgänge entstehenden Freien Radikale weisen ein fehlendes Elektron auf. Freie Radikale sind äußerst instabile toxische Substanzen, die im täglichen Stoffwechselgeschehen entstehen.

Obwohl ihre Gegenwart völlig normal ist, haben schlechte Ernährungsgewohnheiten, Umweltverschmutzung, Stress und andere Umstände die Anzahl Freier Radikale in unserem Körper in bedenklichem Ausmaß ansteigen lassen.

Auf ihrem Weg durch den Körper reißen sie andere Elektronen aus umliegenden Gewebezellen heraus. Auf diese Weise entstehen Zellschäden im gesunden Gewebe. Dabei kann es auch zu Beschädigungen der DNS und RNS (Mutationen!) im Zellkern, der Zellmembranen (Stoffwechselstörungen) und vieler anderer wichtiger Moleküle im Zellinneren kommen.

Die von Freien Radikalen verursachten Zellschäden stehen daher mit vielen degenerativen und chronischen Erkrankungen (Arteriosklerose, Herzinfarkt, Schlaganfall, Rheuma, Diabetes und Krebs) in engem Zusammenhang. Sie können eine stark „herabgesetzte Disposition" verursachen – eine der drei Voraussetzungen für die Entstehung von Krebs.

Die Gegenspieler der Freien Radikale nennen wir „Radikalfänger" oder auch Antioxidantien. Vitamin C, E, Betakarotin und Selen (in biologischen, sonnengereiften, frischen und rohen Früchten, Samen, Blatt- und Wurzelgemüsen, die wir ohnehin viel zu wenig essen) enthalten aber pro Molekül nur je 1 Extra-Elektron, das zur Neutralisierung je eines Freien Radikals verwendet werden kann ...

Weil die meisten Menschen aber ständig viel zu viele Freie Radikale im Körper haben, sind diese Extra-Elektronen immer gleich aufgebraucht. Die Folge: andauernde Schädigungen der Körperzellen ***und*** chronischer Vitaminmangel!

Bis vor wenigen Jahren versuchte man, diesem Dilemma vor allem mit hochdosierten Vitaminen zu begegnen – bis die OPCs entdeckt wurden, die bis zu fünfzigmal mehr Freie Radikale neutralisieren können als die gleiche Menge Vitamin C.

Den derzeit wirkungsvollsten Radikalfänger verdanken wir jedoch dem genialen Biophysiker Dr. Patrick Flanagan. Ihm ist es im Jahr 2003 gelungen, Trillionen von Wasserstoffanionen (mit lose gebundenen Extra-Elektronen) an Magnesiumteilchen zu binden und sie damit zu stabilisieren. Der Name dieses „Super-Radikalfängers" ist „Active-H". Nähere Informationen unter www.goh.biz/Bruder-Baum.

27.

Krebs und Ernährung

1990 war ich noch der Ansicht, dass die Ernährung einen direkten Einfluss bei der Entstehung von Krebs haben könnte. Insbesondere in Nitrat und Spritzmitteln im Trinkwasser und in Lebensmitteln glaubte ich, ***die*** Auslöser für Magen- und Darmkrebs gefunden zu haben. Als »Beweise« dienten mir recht glaubwürdige statistische Vergleiche und die Ergebnisse diverser Tierversuche…

Heute weiß ich, dass sowohl aus den statistischen Vergleichen als auch aus den Ergebnissen der Tierversuche falsche bzw. übereilte Schlüsse gezogen wurden. Indirekt können falsche Ernährungsgewohnheiten und Gifte in den Lebensmitteln aber sehr wohl die Entstehung von Krebs begünstigen, denn beides kann im Laufe der Jahre unser hochempfindliches Informations- und Regelsystem so stören, dass wir krank werden. Und ein kranker Körper ist natürlich anfälliger für Krebs als ein gesunder. Deshalb kommt der richtigen Ernährung bei der Vermeidung von Krebs trotzdem eine wichtige Rolle zu.

Dicke sind unterernährt!

So paradox es auch klingen mag, aber es gibt keinen übergewichtigen Menschen, der ausreichend ernährt ist, und zwar nicht, was die Menge seiner täglichen Speisen betrifft, sondern deren Qualität, deren Aufnahme und Verwertung. Dabei ist es wesentlich, ob jemand »nur« zuviel Fett angesetzt hat oder ob bereits ein chronischer

Darmschaden vorliegt. Letzteres ist immer dann der Fall, wenn der Stuhlgang nicht mehr regelmäßig funktioniert. Wer schlanker und gleichzeitig gesünder werden will, sollte all die unsinnigen Mode-Diäten möglichst schnell vergessen und sich vor allem auf zwei Prinzipien konzentrieren:

1. Vollwertige Lebens-Mittel

Das bedeutet zum Beispiel Bienenhonig und Dörrfrüchte statt Zucker und Naschereien (L 41), Frischflockenmüsli und Vollkornbrot statt Semmeln und Weißbrot, kaltgepresste Öle statt erhitzte Fette und Öle. Mehr frisches Gemüse – wenn möglich, aus biologischem Landbau, weniger Fleisch, täglich frische Rohkost, die Lebensmittel so schonend wie möglich zubereiten und auf keinen Fall nochmals aufwärmen. Je höher der Frischkostanteil, umso besser, denn in der Frischkost ist die Sonnenenergie noch gespeichert (L 21), die der Urquell allen Lebens ist. Und zweitens ist Frischkost eher basisch (L 42), was eine eminente Bedeutung für die gesamten Stoffwechselabläufe in unserem Körper hat.

2. Langsam und bewusst essen

Bedenken Sie, dass die Verdauung beim Schmecken und Kauen in Ihrem Mund beginnt. Wenn Sie sich für diese erste Phase zuwenig Zeit nehmen, haben Magen und Darm nicht die geringste Chance, das Gegessene richtig zu verarbeiten. Es kommt dann zwangsläufig zu Mangelerscheinungen und Gärungsprozessen im Darm, die zum Beispiel Heißhunger, Völlegefühl oder unerklärliche Müdigkeit hervorrufen können. Der Österreichische Kneippbund hat »20 Grundsätze zur Gewichtsreduktion« herausgegeben, von denen wir drei besonders wichtige nachstehend weitergeben:

- ➢ Ich nehme mir für jede Mahlzeit eine halbe Stunde Zeit.
- ➢ Ich esse immer an meinem festgelegten Platz, auch wenn ich nur einen Keks knabbere.
- ➢ Ich konzentriere mich ganz auf das Essen, damit ich die Signale meines Körpers, der mir meldet, wann ich satt bin, sofort bemerke.

Halten Sie diese drei Grundsätze einen Monat lang ein. Denn so lange braucht Ihr Körper für die Umstellung von einer schlechten Gewohnheit auf eine gute.

Fett macht nicht fett

Vor etwa fünfzehn Jahren arbeiteten zwei Studenten als Praktikanten in der von Dr. med. M. O. Bruker (L 6) ärztlich geleiteten psychosomatischen Klinik in Bad Salzuflen, BRD. Es fiel den Studenten bald auf, dass die Fettsüchtigen der Klinik bei reiner Frischkost mit ca. 2000 Kalorien gut an Gewicht abnahmen, während dies bei den Patienten einer anderen Klinik, die im gleichen Gebäude untergebracht waren, trotz strenger Reduktionskost mit ca. 800 Kalorien nicht der Fall war.

Aus dieser Beobachtung, die jeder täglich an sich selbst machen kann, geht hervor, dass nicht die Kalorien entscheidend sind, sondern die heilende, an biologischen Wirkstoffen reiche Frischkost. In über 40-jähriger klinischer exakter Beobachtung und Registrierung hat Dr. Bruker diesen Sachverhalt bei Tausenden von Patienten mit extremem Übergewicht nachgewiesen.

Denn aus jeder zugeführten Nahrung – egal, ob Fett, Kohlehydrate oder Eiweiß – macht der Organismus Wärme, Bewegungsenergie, Wasser, Kohlensäure, Muskelsubstanz, Depotfett und anderes. In welchem Verhältnis er diese »Produkte« herstellt, hängt in erster Linie von den Stoffwechselvorgängen ab.

Entscheidend ist also nicht die Quantität, sondern die Qualität Ihrer Lebensmittel. Führen Sie Ihrem Körper hauptsächlich biologische Wirkstoffe zu, so vermeiden Sie einerseits die Aufnahme von Dünge- und Spritzmittelresten, Hormonen, Antibiotika, etc. und andererseits begünstigen Sie das Funktionieren Ihres Stoffwechsels. Weitere Informationen und konkrete Anleitungen finden Sie in den Büchern »Idealgewicht ohne Hungerkur« sowie »Unsere Nahrung – unser Schicksal« von Dr. med. M.O. Bruker.

Morgenstund' hat Gold im Mund

Beginnen Sie den Tag mit einem Glas warmem (eventuell mit etwas Honig gesüßtem) Wasser. Das weckt den Kreislauf und den ebenfalls noch verschlafenen Verdauungstrakt auf. Vielleicht fühlen Sie sich dann fit genug, um einige Minuten auf dem Stand zu hüpfen – am besten auf einem Heimtrampolin – oder vielleicht gar eine halbe Stunde langsam zu laufen. Danach machen Sie ein paar Lockerungs- und Dehnungsübungen und gehen anschließend duschen, damit die ausgeschwitzten Giftstoffe weggespült werden.

Dann setzen Sie sich in aller Ruhe zum Frühstück. Ein dringender Rat: Planen Sie genug Zeit für diese wichtigste Mahlzeit des Tages ein! Stellen Sie einfach den Wecker um eine halbe Stunde früher! 30 Minuten täglich, die Ihrer Gesundheit weitaus bessere Dienste leisten als ein langer Urlaub…

Tanken Sie beim Frühstück jene Energie, die Sie tagsüber benötigen. Am besten aus einem Frischflocken-Müsli oder aus Vollkornbrot mit Butter oder Diätmargarine und frischen, rohen Früchten nach Jahreszeit. Auch Nüsse und etwas Honig sind erlaubt.

Fit fürs Leben

Wenn Sie in der Früh keinen richtigen Appetit haben, befindet sich Ihr Körper noch in der Ausscheidungsphase. Das ist bei den meisten Zivilisationsmenschen so. In diesem Fall empfehle ich Ihnen, morgens und vormittags nur frische, rohe Früchte zu essen und das Buch »Fit for life – Fit fürs Leben« (L 10) zu lesen.

Regelmäßig entgiften

Täglich eine Dusche oder ein Bad zu nehmen, ist für viele selbstverständlich – aber wie sieht es mit der regelmäßigen inneren Reinigung Ihres Körpers aus? Denn mangelnde innere Reinigung und Entgiftung kann wesentlich schwerwiegendere Folgen haben: Zu viele Säuren und Ablagerungen im Körper, Parasitenbefall und die Begünstigung verschiedener Krankheiten ...

Der Naturwissenschaftler und Biofarmer David Sandoval beschreibt in seinem Buch „Entgiftung durch Pflanzen“ (L 59) in anschaulicher Sprache die wichtigsten Entgiftungsfunktionen unseres Körpers und welche Pflanzen diese Funktionen kraftvoll unterstützen. Näheres unter www.goh.biz/BruderBaum.

Fasten gehört zu den ältesten Heilmethoden überhaupt und kann durch keine wie immer geartete Medizin ersetzt werden. Am bekanntesten sind wohl die »Milch-Semmel-Kur« nach Franz Xaver Mayr (L 4), die »Getreidekur« und die »Saft- und Teekur« nach Rudolf Breuß (L 5). Aber schon ein simpler »Apfeltag« kann wahre Wunder wirken. Hauptziel jeder seriösen Fastenkur sind die Entlastung, Entgiftung und Regeneration des Darms, der dabei zwangsläufig auftretende Gewichtsverlust ist eigentlich ein »Nebenprodukt«.

Reichliches Trinken und geregelter Stuhlgang – unterstützt durch Bitterwasser oder Einläufe – sind daher besonders wichtig. Auch vermehrte Bewegung – zum Beispiel langsames Laufen, Schwimmen oder Trampolin-Springen – ist zu empfehlen. Das regt den Kreislauf an, fördert die Ausscheidung der Gifte und erneuert täglich die Beziehungen zwischen Ihnen, Ihrer Seele und Ihrem Körper. Und genau das kann der Krebs überhaupt nicht leiden…

Ernährung bei Krebs

Nicht nur Rudolf Breuß hat versucht, dem Krebs mit radikaler Ernährungsumstellung (Saftkur) beizukommen. In seiner Verteilschrift „Gesundheit auch für dich“ veröffentlichte der Naturheiler Ernst Günter aus Thöringen in der Schweiz 100 Heilungszeugnisse von scheinbar unheilbaren Krebskranken und anderen von Ärzten aufgegebenen Patienten. Alle sollen ausschließlich mit biologischer Frischkost, also noch „lebendiger Nahrung“, geheilt worden sein!

Wesentlich bescheidener gibt sich der bekannte Aminosäurenforscher Prof. Dr. Maurizio Luca-Moretti: Er entdeckte die bestmögliche Form und Kombination essentieller Aminosäuren und nannte sie deshalb „MAP“ (Master Amino Acid Pattern). Luca-Moretti will damit kein Heilmittel gegen Krebs oder andere Krankheiten gefunden haben, sondern ein „Super-Lebensmittel“, mit dem vor allem ältere und kranke Menschen unvergleichlich mehr Lebensqualität als ohne MAP erreichen können.

Warum? Weil MAP vom Körper zu 99 Prozent für die Zellerneuerung verwendet wird (Eiweiß aus Fleisch, Fisch, Milchprodukten und Soja hingegen liefert nur 16 bis 18 Prozent Zellbausteine, der Rest ist „Müll“). Genau das ist für Krebskranke ein wahrer Segen, denn der Körper wird einerseits nicht mehr so arg vergiftet (Schmerzen!) und andererseits in kürzester Zeit wieder viel kräftiger.

MAP ist in 23 Minuten im Blut – und dies sogar dann, wenn Magen, Darm, Leber und Nieren kaum mehr funktionieren. Das Beste aber ist: MAP ist in mehreren Ländern Europas seit Jahren klinisch erprobt! Näheres unter www.goh.biz/BruderBaum.

28.

Lebenselixier »Langsames Laufen«

Früher und heute

Als der Mensch noch ein Sammler war, musste er täglich bei der Nahrungssuche viele Kilometer im langsamen Lauf zurücklegen. Darauf ist der menschliche Organismus auch heute noch eingestellt. – Noch um 1800, als 90% der Bevölkerung in der Landwirtschaft tätig waren und es keine Maschinen gab, bewegten sich die Menschen bei der körperlichen Arbeit von früh bis spät. Heute geht der Mensch immer weniger zu Fuß und fährt nur noch mit dem Auto.

So verkümmern Herz, Muskeln und Organe. Denn die 60.000 Milliarden Zellen in unserem Organismus brauchen in erster Linie Sauerstoff, ohne den sie nicht leben können. Ist die Zellatmung behindert, dann funktionieren auch die Zellen und damit die Organe immer weniger.

Wie bekommen die Zellen ihren Sauerstoff?

Die roten Blutkörperchen nehmen in der Lunge den Luftsauerstoff auf und werden vom Herzen über das Blutgefäßsystem zu den Zellen gepumpt. Das ist nur möglich, wenn

- die Kapillaren (Haargefäße) nicht mit erhitzten, lebensfeindlichen Fetten verstopft sind und
- genügend rote Blutkörperchen durch die engeren Kapillaren gepresst werden.

Ein rotes Blutkörperchen hat einen Durchmesser von ca. 7,4 Tausendstel Millimeter. Der Durchmesser einer Kapillare hingegen beträgt 5-6 Tausendstel Millimeter. Langsame Dauerbewegung erzeugt den notwendigen Druck, um viele rote Blutkörperchen durch die Kapillaren zu pressen. Dabei müssen sich die Blutkörperchen verformen und streifen so den Sauerstoff ab.

> ZELLATMUNG = hochentwickelte Atmung der Zelle mit Sauerstoff, sie liefert neunzehnmal soviel Energie wie der Stoffwechsel ohne Sauerstoff (Gärung).

Sauerstoff und Vitalität

Beim Sitzen und Stehen nimmt der Körper 15 Liter Sauerstoff pro Stunde auf, beim schnellen Spazierengehen 30 Liter, beim Trablauf (= etwas schneller als Gehen) nimmt der Mensch die 8-fache Menge, also 120 Liter Sauerstoff auf!

Das Training beginnt – was müssen wir dazu wissen?

Wie soll ein Anfänger – und dazu zählen alle, die seit ihrer Kindheit nicht mehr spielerisch gelaufen sind – sein Bewegungstraining am besten beginnen? Nachdem Sie ein geeignetes, möglichst ebenes Gelände gefunden haben, beginnen Sie zunächst langsam zu traben. Nach ca. 3-5 Min. bleiben Sie stehen und messen am Handgelenk Ihren Puls – die Anzahl der Herzschläge pro Minute. Der Puls soll ca. 100-120 betragen. Ist die Anzahl höher, muss das Tempo reduziert werden, ist sie geringer, können Sie das Tempo steigern. Auf keinen Fall dürfen Sie in Atemnot geraten, das heißt Sie müssen so langsam laufen, dass Sie sich ohne Anstrengung unterhalten könnten. Bergauf soll nicht gelaufen werden.

Wer soll laufen?

Grundsätzlich alle. Es ist ganz gleich, ob ein 2-jähriges Kind oder ein 80-jähriger Mensch langsam dahintrabt. Vor allem ältere Menschen werden die wohl tuende Wirkung des Laufens feststellen und dieses Lebenselixier nicht mehr missen wollen.

Wann ist die beste Zeit?

Am besten in der Früh vor dem Frühstück, es kann aber auch zu jeder anderen Tages- und Nachtzeit gelaufen werden. Die letzte Mahlzeit soll mindestens zwei bis drei Stunden zurückliegen.

Wie oft?

Anfangs zwei- bis dreimal pro Woche – später täglich! Zur Schonung Ihrer Gelenke und Ihrer Wirbelsäule sollten Sie gute Laufschuhe tragen. Die heute erhältliche regen- und winddichte Trainingskleidung erlaubt es, bei jeder Witterung zu laufen.

Langsam laufen ist mehr

Für mich ist das Laufen täglich in der Früh noch viel mehr als das: Ich begrüße die Bäume und Sträucher, das Wasser, die Tiere, den Wind und die Wolken, die Sonne, den Himmel und die Erde. Dann bedanke ich mich für alles und wünsche mir und meinen Lieben einen wunderschönen Tag. Für mich ist langsames Laufen eine besondere Form der Meditation!

29.

Josef Kirschner: Krebs wird gemacht!

Interview mit Josef Kirschner:

»Ich glaube, primär ist der der beste Fachmann für Krebs, der überhaupt nichts von Krebs zu verstehen braucht, sondern alles tut, dass kein Krebs entsteht, und das erfolgreich.«

Glücklich und frei sein

»Was mich betrifft, so bin ich jetzt 61 und hab' mit 17 Jahren angefangen, an mir zu arbeiten, mit einem Ziel, einem sehr klaren Ziel: Ich will glücklich sein, ich will frei sein, und mir ist sehr bald bewusst geworden, dass man das jeden Tag sein muss. Dass man nicht sagt, ich will irgendwann einmal frei, ich will irgendwann einmal glücklich sein. Und ich hab' daraus eine Philosophie für mich entwickelt, zunächst wirklich nur für mich. Erst später hab' ich auch ein Buch darüber geschrieben: »Die Kunst, glücklich zu leben« (L 37). Und Kunst ist für mich, wenn man auch dann glücklich ist, wenn man unglücklich sein sollte, weil einem jeder sagt, jetzt musst du unglücklich sein.«

Die Macht des Unterbewusstseins

»Und so entstehen ja viele Krankheiten, wahrscheinlich auch Krebs: Dass man so lange vom Krebs redet, bis man ihn hat. Ja, dass man sich so lange vor dem Krebs fürchtet, bis man ihn kriegt. Und das ist ein ganz entscheidender Punkt, den der Herr Dr. Joseph Murphy (L 40) ausführlich behandelt hat. Seine wichtigste Erkenntnis – so glaube ich – ist, dass unser Unterbewusstsein das in Realität umsetzt, was wir ihm jeden Tag sagen. Der Murphy beruft sich auf die Bibel. Er hält sie für ein Lebensbuch, das später von Menschen auch als Manipulationsprogramm (L 37) zur Unterwerfung anderer Menschen missbraucht worden ist und noch heute missbraucht wird.«

Alle wollen unglückliche Menschen

»Aber auch die Ärzte von heute werden ja nicht zur Gesundmachung und Gesunderhaltung der Patienten erzogen, sondern dazu, dass sie ihre Krankheiten so behandeln, dass sie ständige Patienten bleiben, denn der wirklich hervorragende Arzt, der seine Patienten heilt, muss sich ja einen anderen Job suchen, oder zumindest immer neue Patienten. Dasselbe Prinzip gilt natürlich auch für die pharmazeutische Industrie, die ständig neue Krankheiten erfindet und aufbläst, sodass die Leute Angst haben und Pulverl schlucken – und das ist das Geschäft. Das gilt für die Kirchen, für die Ärzte, für die pharmazeutische Industrie, den Staat und für die Parteien natürlich auch. Alle wollen unglückliche Menschen, und unglückliche Menschen neigen ganz sicher viel mehr zu Krankheiten als solche, die glücklich sind.«

Frei sein, heißt loslassen!

»Ein alter chinesischer Spruch lautet: ›Die Disharmonie des Körpers beginnt mit der Disharmonie deiner Seele.‹ Das ist für mich ein Grundprinzip, deshalb habe ich mir gesagt, ich spring' raus aus diesem Unglückssystem und meine Philosophie wird, glücklich und frei zu sein. Und ich glaub', wenn man jetzt sagt, frei sein, so ist die Aktion des Freiseins die Fähigkeit, loslassen zu können. Alles, was uns anerzogen worden ist, was sich eingekrampft hat in unserer Seele, das wird irgendwann einmal zu einem Krebsgeschwür, zum seelischen und später zu einem körperlichen. Wenn ich aber im Stande sein will, loszulassen, so erfordert das einen sehr hohen Egoismus, deshalb heißt mein meist verkauftes Buch auch: ›Die Kunst, ein Egoist zu sein‹ (L 37).

Denn Loslassen heißt, dass ich mir erlaube, mich zu befreien, zornig zu sein, wenn ich zornig bin, so zu leben, wie ich gerne leben möchte, meinen Erfolg zu genießen, mich nicht dafür zu genieren, dass ich das tue, einfach mich zu mir selbst bekennen. Und jetzt kommt das religiöse Moment des Glaubens herein, nur halt ganz anders: Die wollen, dass ich an die Kirche und an den lieben Gott – den sie mir vorsetzen – glaube, ich aber will vor allem an mich selbst glauben!«

Ich kann mich heilen!

»Und wenn ich an mich selbst glaube, dann sage ich nicht, der liebe Gott oder die Kirche oder irgendwer anderer soll mich heilen, sondern ich sage: Ich kann mich selbst heilen. Das Universum hat mich ja nicht geschaffen, dass ich sofort wieder sterbe, sondern dass ich lebe, bevor ich sterbe. Das heißt, ich habe eigentlich alle Instrumentarien. Wenn ich sie nicht benütze oder ständig missbrauche, wenn ich ständig zulasse, dass die anderen mir einreden, dass ich nichts bin, also dass ich alle meine persönlichen Gefühle, meine Bedürfnisse ständig unterdrücke und missbrauche, darf ich mich nicht wundern, wenn zuerst der seelische Krebs einsetzt und dann der körperliche Krebs. Also ist Krebs eigentlich – ja, ein Krebsgeschwür unserer Gesellschaft.«

Dogmen sind vergänglich

Und die Hauptverursacher sind die, die glauben und behaupten, sie hätten die allein selig machende Wahrheit für sich gepachtet, und nicht bereit sind, ihre Dogmen loszulassen. Das »Nicht-loslassen-Können« ist ja nur eine Art Verkrampfung, und die wird vor allem dadurch erhärtet, dass man eigentlich schon erkannt oder erspürt hat, dass das, woran man sich so klammert und das man so verlogen vertritt, schon längst falsch und überholt ist. Ich glaube, eine der größten und bedeutendsten Ursachen von Krebs ist die Angst. Unsere ganze Gesellschaft ist auf »Angst machen« aufgebaut, schon unser Erziehungssystem ist ein Angst-System: Wenn du etwas falsch machst, musst du bestraft werden. System »Schuld und Sühne«.

Angst macht Krebs

»Übertriebene Moralvorschriften, vor allem aber diese ganze Tabu-Situation beim Sexuellen sind ganz sicher bei vielen Menschen eine Krebsursache. Warum sollen nicht Schuldgefühle, die von den Leuten nicht mehr gelöst werden können, zu etwas Körperlichem führen, und warum soll das nicht Krebs sein? Und sicher sind es noch viele andere Krankheiten, die psychosomatisch sind. Asthma zum Beispiel ist eindeutig eine psychosomatische Krankheit und die beste Methode gegen Asthma ist autogenes Training. Über Magengeschwüre und Herzinfarkt brauchen wir nicht reden. Bei Krebs klingt es halt noch etwas unwahrscheinlich, und kein Arzt will das natürlich wahrhaben, denn wenn er keine Krebsoperationen mehr machen kann, muss er ja seine Yacht verkaufen und seine Villa, und von seinem Mercedes muss er umsteigen auf einen Volkswagen, wenn die Leute alle glauben, dass es keinen Krebs mehr gibt.«

Ich weiß, was ich will

»Angst vor der Krankheit zu machen, ist ein großes Geschäft. Und weil mit der Gesundheit niemand was verdient, sagt's uns auch keiner richtig. Jetzt sind wir wieder beim Punkt: Jeder muss diese neue Philosophie für sich selbst finden und praktizieren. Er muss aber auch für sich selbst verantwortlich sein.

Deshalb mache ich jeden Tag 1000 Übungen, deshalb esse ich bewusst, deshalb faste ich zweimal im Jahr, deshalb mache ich dreimal körperliche Herausforderungen. Dass ich halt ins Gebirge gehe, wieder meine Füße spüren lerne und was Durst ist und wenn's einen einschneit, dass man auch ein bisschen die Angst spürt und sie überwindet, das ist die wahre Einheit mit der Natur. Ich weiß, was ich will, deshalb brauche ich keine Angst zu haben. Ich weiß, was für mich richtig ist, deshalb brauche ich keine Angst zu haben, dass ein anderer mich kritisiert. Und dieser neue Typ des Individualisten, der an sich selbst glaubt, der was tut für sich, für seinen Geist, für seinen Körper, für seinen Erfolg und für seine Freude, das ist, glaube ich, genau der Typ, der kaum jemals Krebs bekommt.«

Krankheit als Signal

»Ich glaube, es ist aber auch wichtig zu erkennen, dass Krankheit nicht unser Feind ist, Schmerzen nicht unser Feind sind, die wir schnell beseitigen oder unterdrücken müssen, sondern dass das Signale unseres Körpers oder unserer Seele sind. Wenn ich mich also einmal nicht wohl fühle, dann sag' ich nicht: »Oje, ich bin krank geworden«, sondern dann sag' ich: »Aha, mein Körper oder meine Seele oder mein Geist gibt mir ein Signal!« Und das unterdrücke ich nicht, sondern dafür bin ich dankbar. Ein wichtiger Teil meiner Freiheitsstrategie ist, dass ich nichts verdränge oder unterdrücke, sondern dass ich es herauslasse und mir eingestehe. Dass ich es analysiere und mich damit beschäftige, dass ich mich anfreunde damit, statt es immer wegzuschieben.

Wenn ich es wegschiebe, sinkt es ins Unterbewusstsein, wirkt dort unkontrolliert und wird zu einem körperlichen Leiden. Und wenn es lange genug arbeitet, wird es ein seelisches Geschwür, aus dem später ein körperliches wird. Wenn ich mich aber gleich, beim ersten Anzeichen, beim ersten Signal frage: ›Moment, was ist da los?‹, dann erforsche ich die Ursache, und wenn ich zehnmal die Ursache erforsche, dann lerne ich mich immer besser kennen.«

Liebe deinen Nächsten wie dich selbst

»Und aus dieser Sensibilität entsteht mit der Zeit eine Anfreundung mit mir selbst. Und wenn ich mich selbst mag, dann kann ich auch andere gern haben. Ich glaube, das ist ein Urprinzip. ›Liebe deinen Nächsten wie dich selbst‹, sagt Jesus und nicht: ›Liebe deinen Nächsten und hasse dich selbst‹. Das heißt, die Liebe zu dir selbst und zu deinem Nächsten ist wahrscheinlich das beste Krebsmedikament überhaupt!«

30.

Wunder gescheh'n – ich hab's geseh'n

Joseph Murphy erzählt in seinem Buch »Die Macht Ihres Unterbewusstseins« (L 40), wie er sich vor mehr als 42 Jahren selbst von einem bösartigen Geschwür geheilt hat, das die Schulmedizin als »Sarkom« (Knochenkrebs) bezeichnet. Dr.med. Walter Weber berichtet in seinem Buch »Der Mensch ist mehr als ein Körper« von Frau Anni K., die Nierenkrebs und nach der üblichen Therapie fast schon aufgegeben hatte. Doch während eines Gesprächs mit Dr. Weber hatte sie plötzlich das Aha-Erlebnis, »dass sie es schon schaffen werde« und schaffte es dann tatsächlich (L 55).

Wenn wir solche Geschichten einem eingefleischten Schulmediziner erzählen, dann wird er nur abwinken und sagen, dass ihm das nichts Neues sei, denn es gäbe eben auch so genannte »Spontanremissionen«, die jedoch nicht reproduzierbar seien und daher für die Krebstherapie keine Bedeutung hätten. Ist das tatsächlich so? (L 51+59) Palmström, ein Geschöpf des Dichters Christian Morgenstern (L 38), wird in einer Straße, in der Fahrverbot herrscht, von einem Wagen angefahren. Aufgrund dieses Verbotes kommt Palmström zu dem Schluss, dass er das Ganze wohl nur geträumt haben könne: »... und so schließt er messerscharf, dass nicht sein kann, was nicht sein darf!«

Tatsache ist, dass Persönlichkeiten wie Coué, Breuß und Taniguchi Zigtausende Menschen von allerschwersten Krankheiten geheilt haben, indem sie die Macht geistiger Gesetze erkannt und angewendet haben. Rudolf Breuß (L 5) hat den Menschen vor allem

Hoffnung gegeben, was niemand so dringend braucht wie ein Krebskranker. Und er hat mit einer Selbstverständlichkeit für jeden seiner »Patienten« gebetet. Ich habe das selbst einmal miterlebt. Masaharu Taniguchi – der Wundermann Japans – berichtet von Wunderheilungen, die nur durch die Worte »Verzeih' mir« und »Ich danke dir« ausgelöst wurden (L 51). Und er erinnert uns Christen an die wunderbare Macht des Betens – ist das nicht sonderbar?

Ich glaube, es ist hoch an der Zeit, dass wir alle die hochwirksamen geistigen Naturgesetze zur Kenntnis nehmen: So drängt zum Beispiel jeder Gedanke und jedes Wort nach Verwirklichung – sei es nun im Guten oder im Bösen – so wie ein Same, den wir in die Erde senken. Murphy, Weber, Taniguchi und Tepperwein (L 8) berichten in ihren Büchern über die verschiedenen geistigen Gesetze und ihre unglaubliche Wirkung.

Sofern Sie also Arzt sind, dann bitte ich Sie eindringlich, sich mit diesen Gesetzen vertraut zu machen. Ich bin ganz sicher, dass Sie es sich dann in Zukunft jedesmal reiflich überlegen werden, ehe Sie einem Patienten sagen, was Sie für die Wahrheit halten – und damit vielleicht ein »Todesurteil« aussprechen. Sie werden dann herausfinden, dass niemand verloren ist, der noch einen Funken Hoffnung hat. Und diese Hoffnung können Sie ihm geben!

Ziel jeder Geistheilung ist die Bewusstseinserweiterung. Die gleichzeitige Heilung bestehender Krankheiten ist ein Nebenprodukt.

Meditation: Taniguchi rät uns, jeweils abends und morgens darüber zu meditieren, dass wir alle Kinder Gottes sind, die an sich vollkommen und gesund sind. Und er erzählt von Wunderheilungen, die ausschließlich durch das Lesen der »Heiligen Sutren« zustande gekommen waren, obwohl die Kranken die Worte überhaupt nicht verstanden haben. Das Gleiche gilt natürlich auch für bestimmte Verse der Bibel, für die indischen Mantras und Ähnliches. Eine ganz hervorragende Rolle spielt dabei immer die Liebe und Dankbarkeit gegenüber allem und jedem. Meditation bedeutet soviel, wie sich zur Mitte (zum Himmelreich in uns, zu Gott) hinzubewegen. Meditation hat viele Formen, auch Sie können damit sofort beginnen. Scheinbar Unmögliches wird dann sofort geschehen, Wunder dauern etwas länger…

Beten: »Wenn du betest, so gehe in dein Kämmerlein, und wenn du die Türe geschlossen hast, dann bete zu deinem Vater im Verborgenen. Und dein Vater, der dich im Geheimen sieht, wird es dir offen lohnen. Wenn du aber betest, dann nimm nicht leere, immer wiederholte Formeln. Dein Vater weiß, wessen du bedarft, bevor du ihn bittest. Deshalb sollst du beten: Vater unser, der Du bist im Himmel, geheiligt werde Dein Name. Dein Reich komme. Dein Wille geschieht, wie im Himmel, so auch auf der Erde« (Original-Zitat aus dem Neuen Testament L 14).

»Wenn es so einfach ist, Krankheiten über den Geist zu heilen, warum tun wir es dann nicht alle?«, werden Sie jetzt vielleicht fragen.

Franz Kafka erzählt in seinem Buch »Der Prozess« (L 34) von einem Türhüter, der vor dem Gesetz steht. Als ein Mann vom Lande Einlass verlangt, sagt ihm der Türhüter, »dass er ihm jetzt den Eintritt nicht gewähren könne«. Kafka beschreibt dann die unzähligen Versuche des Mannes, den Türhüter umzustimmen. Aber der Türhüter sagt zuletzt immer wieder, dass er ihn noch nicht einlassen könne.

Am Ende seines Lebens richtet der Mann vom Lande an den Türhüter eine letzte Frage, die er bisher noch nicht gestellt hatte. »Alle streben doch nach dem Gesetz. Wie kommt es, dass in den vielen Jahren niemand anderer außer mir Einlass verlangt hat?« Da sagt der Türhüter dem sterbenden Mann Folgendes: »Hier konnte niemand sonst Einlass erhalten, denn dieser Eingang war nur für dich bestimmt. Ich gehe jetzt und schließe ihn.«

Früher habe ich gedacht, mit dem Türhüter könnte ein Lehrer, ein Priester, ein Arzt oder eine andere Autoritätsperson gemeint sein. Heute weiß ich, dass die Türhüter Suggestionen sind, die uns irgendwann eingegeben wurden oder die wir uns selbst eingegeben haben. Suggestionen wie zum Beispiel »Das kann ich nicht glauben«, »Da könnte ja jeder kommen«, »Das kann ich nicht«, »Dafür bin ich zu alt«, »Ich bin eben ein Pechvogel«, u.s.w., u.s.w.

Wenn Ihnen so ein »Falschprogramm« (L 55) bewusst wird, dann sprechen Sie es laut und deutlich aus und wiederholen es dann so oft, bis Sie darüber lachen und dieser »Türhüter« dann so klein wie ein Zwerg ist. Und beim nächsten »Türhüter« machen Sie es ebenso. Auf diese Weise werden Sie stärker und stärker werden und schließlich erkennen, dass ›NENA‹ in ihrem Lied die reine Wahrheit singt:

»Wunder gescheh'n, ich hab's geseh'n!
Es gibt so vieles, was wir nicht versteh'n.
Wunder gescheh'n, ich war dabei.
Wir dürfen nicht nur an das glauben, was wir seh'n!«

31.

Qigong – Ein Weg zur Heilung von Krebs und chronischen, degenerativen Erkrankungen

Nachfolgend der Text des Vortrages, welcher am Zweiten Qigong-Weltkongress vom 21.-23. November 1997 in San Francisco von Großmeister Wong Kiew Kit, der auf diesem Kongress die Auszeichnung »Qigong-Meister des Jahres« empfangen hat, gehalten worden ist:

»Laut den Statistiken leidet in den Vereinigten Staaten eine von fünf Personen an Krebs, und in anderen Teilen der Welt ist die Situation gleich schlimm. Die erstrangigen Todesursachen sind heutzutage jedoch insbesondere in den entwickelten Ländern die Herzgefäßerkrankungen. Andere chronische, degenerative Erkrankungen wie Asthma, Diabetes, Magengeschwüre, Arthritis, Rheumatismus und andere körperliche Schmerzen bringen auch viel Leid mit sich.

Der entscheidende Punkt, welchen ich heute mit Ihnen und mit der Welt teilen möchte, ist, dass Krebs und chronische, degenerative Erkrankungen durch Praktizieren von Qigong (Chi Kung) geheilt werden können. Dieser in aller Ernsthaftigkeit gemachte Anspruch ist nicht nur auf eine vernünftige, gründliche und fundierte medizinische Philosophie gegründet, sondern ebenso auf die langjährige Erfahrung darin, Patienten von diesen Krankheiten zu heilen. Viele andere Qigong-Meister haben ähnlichen Erfolg. Ich werde die philosophische Erklärung der Qigong-Heilung in dieser Plenarsitzung darlegen und relevante Qigong-Techniken in anschließenden Workshops demonstrieren.

Um zu verstehen, wie und weshalb das Praktizieren von Qigong Krebs und chronische, degenerative Erkrankungen heilen kann, ist es nötig, sich dessen bewusst zu sein, dass das konventionelle westliche Medizinparadigma nicht die einzige korrekte Weise ist, wie man Gesundheitsvorsorge und Behandlung von Erkrankungen sehen kann. Eine andere Weise, eine durch viele Jahrhunderte zeitgeprüfte, ist das traditionelle Chinesische Medizinparadigma. Es wäre inspirierend für uns zu wissen, dass das chinesische Medizinsystem dasjenige ist, welches die körperliche und geistige Gesundheit der weltgrößten Bevölkerungsgruppe für die längste Periode der uns bekannten Geschichte aufrechterhalten hat.

Gemäß der chinesischen Medizinphilosophie gibt es kein solches Ding wie eine unheilbare Krankheit, auch wenn ein Patient unheilbar sein mag, falls seine Erkrankung, selbst eine einfache, über eine bestimmte Schwelle hinaus Schaden angerichtet hat. Der Ausgangspunkt der Chinesischen Medizinpraxis ist, dass eine jede Person von Natur aus gesund ist. Bloß wenige Minuten des Nachdenkens können die Wahrheit dieser Prämisse überprüfen und bestätigen.

Überall um Sie herum wie auch um jedermann in der Welt herum sind buchstäblich Millionen über Millionen Keime, die tödliche Erkrankungen verursachen können. In Ihrem Körper sind Sie ständig einem Abnutzungsprozess unterworfen, und Sie sind allen möglichen Arten von Stress unterworfen wie auch machtvoller Strahlung aus dem Weltraum ausgesetzt. Jedoch trotz all dieser krankheitserzeugenden Faktoren, welche die ganze Zeit auf Sie einwirken, bleiben Sie geistig und körperlich gesund. Niemand könnte in der Tat auch nur für kurze Zeit am Leben bleiben, wenn da nicht unsere natürliche Fähigkeit wäre, Erkrankungen zu überwinden und uns selbst zu regenerieren.

Weshalb kommt es dann in manchen Menschen zu Erkrankungen? – Es liegt daran, dass ihre Körpersysteme darin versagt haben, sich auf die Krankheit verursachende Umgebung entsprechend einzustellen. In der Chinesischen Medizinphilosophie spricht man von diesem Versagen als einer Yin-Yang-Disharmonie, wobei Yin die Körpersysteme symbolisiert und Yang die Krankheit verursachenden Wirkkräfte. Glücklicherweise ist Yin-Yang-Harmonie die Norm, Gesundheit ist unser natürliches Geburtsrecht. Krankheit, mit welchen Namen wir auch immer ihre Symptome belegen, ist unnatürlich und kann abgeholfen und geheilt werden.

Lassen Sie uns die Krebserkrankung als ein Beispiel nehmen. Es ist eine unleugbare Tatsache, dass wir buchstäblich in einem Meer von Karzinogenen leben, und dass wir in jedem Moment von Strahlung bombardiert werden. Mit anderen Worten, Karzinogene und Strahlungen, welche in einer von fünf Personen in den USA und auch sonstwo Krebs verursachen, wirken auch auf die anderen vier Personen ein. Was wir tatsächlich fragen sollten, ist nicht, weshalb eine von fünf Personen Krebs bekommt, sondern weshalb vier von fünf keinen Krebs bekommen. Tatsächlich ist es so, dass laut Krebs-Experten ein jeder in seinem Leben nicht einmal oder zweimal Krebs bekommt, sondern Tausende Male in seinem Leben, und die gleichen Tausende Male überwindet man Krebs gewöhnlich, ohne es bewusst zu wissen. Nur dann, wenn das System eines Menschen darin versagt zu funktionieren, wie es natürlicherweise funktioniert, wird Krebs oder irgendeine andere Erkrankung als eine klinische Krankheit zutage treten.

Lassen Sie uns ein anderes Beispiel betrachten, nämlich Arteriosklerose. Wenn zuviel Fett an den inneren Wänden einer Arterie abgelagert wird, dann wird dies das reibungslose Fließen des Blutes einschränken, und es werden sich daraus schwere Probleme ergeben. Da die westliche Medizin auf der gegenwärtigen Stufe die Ursache der Symptome, die kollektiv als Arteriosklerose beschrieben werden, nicht versteht, kann sie keine effektive Heilung anbieten. Die Öffentlichkeit hat den generellen Eindruck, dass, wenn man zuviel Fett isst, es wahrscheinlicher ist, Arteriosklerose zu haben. Aber tatsächlich ist es so, dass Sie und die meisten Menschen mehr Fett zu sich nehmen als Arteriosklerose-Patienten, und doch leiden Sie nicht unter dieser Erkrankung. Der Grund dafür ist der, dass Ihre Körpersysteme sich auf das Fett einstellen können, während die Körpersysteme der Patienten in ihrer natürlichen Funktion versagt haben.

Die therapeutische Herangehensweise in der konventionellen Medizin besteht darin, eine spezielle Behandlung für eine spezielle Krankheit zu verschreiben. Dies ist effektiv, wenn die Ursache für die Erkrankung bekannt ist, wie zum Beispiel bei Malaria oder Tuberkulose. Wenn jedoch die Ursache unbekannt ist, wie bei Krebs und chronischen degenerativen Erkrankungen, dann wird es theoretisch unmöglich, eine Behandlung zur Heilung der Krankheit zu verschreiben. Die Behandlung wird daher auf den Zweck verwiesen, Symptome zu lindern oder von ihnen zu befreien, nicht aber tatsächlich von der Krankheit zu befreien.

Sie mögen interessiert sein zu erfahren, dass in der Chinesischen Medizin-Philosphie die Ärzte nicht die Krankheit behandeln – sie behandeln den Patienten. Chinesische Ärzte befassen sich nicht damit, Krebs oder Arteriosklerose zu behandeln, sondern damit, ihre Patienten gesund zu bekommen. Oberflächlich betrachtet mag es als das Gleiche erscheinen, Krankheiten zu behandeln oder die Gesundheit des Patienten wiederherzustellen, aber eine tiefer gehende Untersuchung wird zeigen, dass ein ganz entscheidender Unterschied besteht, und im Fall von Krebs und chronischen, degenerativen Erkrankungen ist es ein Unterschied von Resignation oder Hoffnung, von Leiden oder Genesung.

Der Chinesische Arzt stellt die Gesundheit des Patienten wieder her, indem er Yin-Yang-Harmonie wiederherstellt. In vertrauteren westlichen Begriffen bedeutet das, die natürliche Fähigkeit der Patienten, Krankheit zu überwinden, wiederherzustellen. Lassen Sie uns nicht vergessen, dass die gleichen Faktoren, die Krebs oder irgendeine andere chronische, degenerative Erkrankung in einem Patienten hervorrufen, auch auf andere Menschen einwirken. Andere Menschen jedoch erliegen trotz der Gegenwart der krankheitsauslösenden Faktoren nicht der Krankheit, weil ihre Körpersysteme natürlich funktionieren, um diese zu überwinden. Was von noch größerer Bedeutung ist: Vor dem Ausbruch der Krankheit hatte der Patient selbst diese natürliche Fähigkeit.

Während es zahllose unmittelbare Faktoren geben mag, welche die Körpersysteme in ihren natürlichen Funktionen versagen lassen, so rührt die Wurzelursache von folgenden zwei Faktoren her:

1. Energieblockaden, welche den Fluss der Energie, der die Körpersysteme funktionieren lässt, unterbrechen.

2. Ungenügende Energie, um die Systeme funktionieren zu lassen.

Wenn zum Beispiel der Energiefluss, welcher den Körper informiert, dass Krebszellen oder Fett da sind, unterbrochen ist, dann würde der Körper nicht die notwendigen natürlichen Mechanismen auslösen, um sich auf die krankheitsverursachende Umgebung einzustellen. Oder wenn der Körper nicht genügend Energie hat, wäre er nicht fähig, sich effektiv auf die Umgebung einzustellen. Schließlich ist das Leben doch ein sinnvoller Fluss von Energie. Wenn dieser Energiefluss unterbrochen oder nicht ausreichend ist, dann wird sich Krankheit ereignen.

Qigong ist »die Kunst der Energie«, und das grundlegende Ziel der Qigong-Praxis ist es, einen harmonischen Energiefluss zu fördern. In westlichen Begriffen bedeutet das, sicherzustellen, dass die Energie natürlich funktioniert, die Energie, welche das Feedback-System bereitstellt, welche genau die richtigen Hormone im Körper produziert, welche wiederherstellt und erneuert, was sich mit der Zeit abnutzt, welche toxischen Abfall beseitigt, welche mit Immunität und Selbstschutz versorgt und welche zahllose andere Aufgaben erfüllt und Arbeiten verrichtet, die Sie, mich und einen jeden anderen gesund und lebendig erhalten. Dies wird hauptsächlich auf zweierlei Weise erreicht, was auch die zwei Hauptaspekte des Qigong-Trainings ausmacht, nämlich:

1. Das Bereinigen und Auflösen von Energieblockaden.

2. Das Erhöhen des Energie-Niveaus.

Wenn Energieblockaden aufgelöst sind und wenn es ausreichend Energie gibt, um die natürlichen Funktionen des Körpers arbeiten zu lassen, dann ist Yin-Yang-Harmonie wiederhergestellt.

Sifu Wong, 1944 geboren, hat sein lebenslanges Training der Shaolin-Künste 1954 begonnen, als er bei dem bekannten Shaolin-Meister Sifu Lai Chin Wah, der als ›Uncle Righteousness‹ (Onkel Rechtschaffenheit) bekannt wurde, seine Ausbildung in Shaolin-Kung-Fu und Lion Dance begann.

Sifu Wong wurde Uncle Righteousness' bester Schüler und half ihm, Kung-Fu zu lehren. Um sein Kung-Fu-Training weiter auszubauen, lernte Sifu Wong später von Sifu Ho Farr Nam, in der dritten Generation Nachfolger im südlichen Shaolin Kloster, von dem er direkt kam, als es durch die Armee der Manschurai in China verbrannt wurde.

Sifu Wong lernte weitere Kung-Fu-Arten – Wuzu Kung-Fu von Sifu Chee Kingm Thong und Wing Choon Kung-Fu von Sifu Choe Hoong Choy; die letztgenannten Kung-Fu-Meister waren Patriarchen ihrer entsprechenden Kung-Fu-Stilrichtungen.«

32.

Masaharu Taniguchi: Die geistige Heilkraft in uns

Original-Zitate aus dem gleichnamigen Taschenbuch von Dr. Masaharu Taniguchi:

Jeder Mensch ist Herr seiner selbst und seines Körpers, seiner Gesundheit, seines Lebens und seines Schicksals. Heilung aus dem Geist ist daher ein natürlicher Prozess, der von jedem herbeigeführt werden kann.

Zunächst eine Geschichte, wie Frau Kazuko Fukushima aus Kitafujiimachi, Toyama, in einer Nacht vom Brustkrebs geheilt wurde: Frau Fukushima sollte bereits am nächsten Tag die linke Brust entfernt werden, und sie hatte große Angst vor der Operation.

Frau Hatsue Hiraoka, eine Vortragende der Neugeist-Bewegung »Seicho-No-Ie«, fand mit wenigen Fragen die seelische Ursache für den Brustkrebs. Es war eine starke Entfremdung zwischen ihr und ihrem Mann bzw. ihren Eltern. »Das ist genau die Art von Hintergrund, die ich erwartet habe. Aber, Frau Fukushima: Sein inneres Bewusstsein zu ändern, ist nicht leicht. Warum wollen Sie nicht ins Krankenhaus gehen und die Chirurgen für sich sorgen lassen?«

Frau Fukushima hatte so große Angst vor der Operation, dass sie sich entschloss, ihr ganzes Bewusstsein völlig umzuändern. Sie bekam schließlich folgende Anweisung: »Wenn Sie heute am Abend nach Hause kommen, müssen Sie um Verzeihung bitten. Sie müssen beide Hände auf den Fußboden legen und um Verzeihung bitten und die Stirne so weit neigen, dass sie den Boden berührt. Dann müssen Sie zu Ihrem Gatten sagen: ›Liebling, bitte verzeih mir, dass es so schwer war mit mir auszukommen in der Vergangenheit.‹

Und in der Zeit zwischen jetzt und Ihrer Heimkehr rufen Sie sich all die Gelegenheiten ins Gedächtnis zurück, bei denen sie halsstarrig und selbstsüchtig gegen Ihren Mann waren. Versuchen Sie, zu verstehen, was Ihr Mann bei all diesen verschiedenen Gelegenheiten empfunden haben muss.« Dann bekam Frau Fukushima auch noch eine ähnliche Anweisung für die Versöhnung mit ihrem Vater und ihrer Mutter und: »Lesen Sie die heilige Sutra die ganze Nacht hindurch. Ob Sie an die Wirkung glauben oder nicht, das ist unwichtig – tun Sie es genauso, wie ich es sage.«

Frau Fukushima ging nach Hause und befolgte genau die Anweisungen. Sie rieb ihre Stirne am Fußboden, und sagte: »Liebling, ich war für alles zu tadeln. Bitte verzeih mir.« In diesem Augenblick kam ihr vor, als ob starker Wind blies, ihren Körper herumdrehte und irgendetwas wegnahm. Sie weiß nicht mehr, was sie danach sagte. Sie schrie nur immer wieder: »Bitte verzeih mir!« Danach begann sie, die heilige Sutra zu lesen, bis die Uhr eins schlug. Da sagte ihr Mann: »Bitte geh jetzt ins Bett. Wenn du heute Nacht nicht schläfst, bist du morgen für die Operation zu schwach.« Sie entsprach diesem Wunsch, konnte aber nicht schlafen. Um drei Uhr stand sie wieder auf und las die heilige Sutra von neuem sechsmal, bis die Uhr sechs Uhr schlug.

Als sie das Frühstück für die Familie bereiten wollte, begannen ihr die Tränen aus den Augen zu fließen. Und sie verspürte plötzlich aufrichtige Dankgefühle im Herzen gegen alles, selbst gegen das Holz, das sie in den Herd legte. Als ihre Mutter kam, sagte sie zu sich: »Wie ist das doch schön von Mutter, ich bin doch auch eine Mutter und muss heute zwei Kinder daheim verlassen, um ins Krankenhaus zu gehen. Mir wird ganz schwach, wenn ich denke, dass es vielleicht ein Abschied fürs Leben wird. Und meine Eltern haben mich doch mit derselben Liebe großgezogen, die ich nun für meine eigenen Kinder empfinde. Wie entsetzlich undankbar war ich doch in meinen Gedanken gegen die Eltern.«

Tränen kamen ihr in die Augen, als sie für jeden Teller Reis Dank empfand, ja selbst für die Holzstäbchen, die sie beim Essen benutzte. Dann kam für sie der Augenblick, wo sie das Haus verlassen musste. Und wieder überkamen sie die Gefühle der Dankbarkeit – sogar für ihre Handtasche und ihren Regenschirm. Sie war dankerfüllt für alles und jeden im Universum.

Im Krankenhaus waren alle Vorbereitungen für die Operation getroffen. Die Chirurgen waren jedoch erstaunt, als sie die betroffene Stelle erst suchen mussten. Schließlich stellten sie fest, dass nichts mehr da war, was weggeschnitten werden müsste, und schickten die Patientin wieder nach Hause. Frau Fukushima hatte ihren schweren Konflikt mit ihrem Mann und ihren Eltern offenbar in einer Nacht gelöst. Indem sie zu einem neuen Bewusstsein erwacht war, zu einem Bewusstsein des Dankerfülltseins gegenüber jedem und allem!

Die vollständige Geschichte dieser Wunderheilung und mehr als ein Dutzend weitere Wunderheilungsgeschichten können Sie selbst in Dr. Taniguchis Taschenbuch »Die geistige Heilkraft in uns« lesen. Dr. Masaharu Taniguchi ist der Begründer der japanischen Neugeist-Bewegung Seicho-No-Ie, was dem Sinn nach »Hort unendlichen Lebens, der Weisheit und Fülle« bedeutet. Kern der Lehre ist, dass wir alle Kinder Gottes sind (was ja auch Jesus mehrfach gesagt hat), und dass jeder, der nach Gesundheit, Vollkommenheit und Sinnerfüllung strebt, sich dieser Wahrheit bewusst werden soll und im Erwachen zu ihr zu einem neuen Menschen wird.

Die hier gelehrten und durch zahlreiche Erfahrungsbeispiele bestätigten Methoden der seelischen Entgiftung und Harmonisierung, die die Ordnung im Körper wiederherstellen, sind ebenso einfach wie erstaunlich in ihrer Auswirkung. Und es ist im Grunde nichts anderes als die praktische Anwendung der von Jesus in der Bergpredigt (L 14) erhobenen Forderung, dass der Mensch sich, bevor er sein Heil und seine Heilung in Gott sucht, zuerst mit seinem Nächsten versöhnt, sich mit allen Wesen in Harmonie bringt, also alle lebensfeindlichen Gefühle wie Ärger und Verbitterung, Missgunst und Neid, Groll und Hass loslässt und sich innerlich gänzlich mit dem Gefühl der Dankbarkeit für jeden und alles erfüllt.

Die Schule der Geistigen Heilung ging vom »New Thought« bzw. der »Christian Science« aus. Sie glaubt an die Allmacht Gottes (in uns) und ist überzeugt, dass durch festen Glauben Heilungen bewirkt werden. Die Erkenntnisse der geistigen Heilung gehen weit hinaus über jene der Suggestions-Schule nach Emil Coué. Das Streben dieser Schule ist darauf gerichtet, durch (Selbst)Befehle und Konzentration die im Unterbewusstsein wohnende Gedankenwelt zu ändern und zu bessern und auf diese Weise die verschiedenen Probleme des menschlichen Lebens zu lösen. (L 40, L 50, L 55)

Taniguchi geht auch auf die Macht negativer Suggestionen über die Massenmedien ein, mit deren Hilfe tagtäglich Millionen Menschen – im Namen der Freiheit – krank gemacht und in den Krieg gehetzt werden (L 60). Nach Taniguchis Definition wird »Suggestion« überall dort angewendet, wo durch Farben, Geräusche, Worte oder Handlungen bestimmte Gedanken einem Empfängerkreis vermittelt werden, ohne dass dieser sich dessen bewusst wird.

Besondere Suggestivkraft komme natürlich den Worten eines Arztes zu, da dieser für die meisten Menschen eine hohe Autorität besitze. Falls der Arzt ein hoffnungsloses Stadium von Krebs vermutet und dies auch sagt, bedeuten seine Worte in der Regel einen schweren Schock für den Patienten und seine Familie. Und ein solcher mentaler Schock wird einen noch größeren hemmenden Einfluss auf das ganze körperliche Befinden ausüben. Ist es daher vielleicht nicht besser, die Krankheit einmal vorübergehend zu vergessen und einen völlig neuen Weg zu versuchen?

Ein schwer magenkranker Mann kam eines Nachts zu den Worten: »Du musst die Wahrheit erkennen – und die Wahrheit wird dich frei machen.« Da sagte er sich: »Ich muss die Wahrheit erkennen… aber was ist die Wahrheit?« Er blätterte in der Bibel und stieß auf die Genesis 1, Vers 27-31: »So schuf Gott den Menschen, ihm zum Bilde, zum Bilde Gottes schuf er ihn… und Gott sah an alles, was er gemacht hatte, und siehe da, es war sehr gut.«

Beim Lesen dieser Worte kam ihm plötzlich die Erleuchtung: Er wusste auf einmal, dass der von Gott vollkommen erschaffene Mensch auch immer in Vollkommenheit leben muss. »Wie war ich doch anmaßend!«, schämte er sich nun über seine Kleingläubigkeit: »Herr, vergib mir. Deine Schöpfung war vollkommen. Ich danke Dir, dass Du mich vollkommen erschaffen hast«, betete er, und dabei rannen Tränen aus seinen Augen. Kaum hatte er sein Gebet beendet, da fühlte er augenblicklich, dass das Schmerzgefühl in seinem Magen verschwunden war. In den nächsten Tagen konnte er alles essen, wonach ihm der Sinn stand. Er hatte keine Magenbeschwerden mehr. Die Gedanken des »Vergib mir« und des » Ich danke Dir« heilen offenbar alle Krankheiten.

Dennoch können wir mit Gedanken allein die Krankheit nicht vertreiben. Wenn wir Mensch und Krankheit trennen wollen, so muss diese in Übereinstimmung mit den Naturgesetzen verschwinden, so wie ein physischer Körper herunterfällt, wenn man ihn loslässt. Versuchen Sie also nicht, die krankmachenden Gedanken zu vertreiben, denn das wäre gleichbedeutend mit der Anerkennung ihrer Existenz. Wir müssen vielmehr zu uns sagen: »Ich bin ein Kind Gottes und gesund.« So trennen wir Mensch und Krankheit. Richtig ist es, zweimal täglich, morgens und abends, zu meditieren, dass wir Menschenwesen Kinder Gottes und deshalb gesund sind. So verbannen wir die Krankheit aus unserem Bewusstsein, alles Weitere können wir dann dem Wirken der Naturgesetze überlassen (L 12).

»Das glaub' ich nicht!«, werden Sie jetzt vielleicht sagen, und hier liegt in der Tat das Problem. Denn tief in unserem Bewusstsein ist der Glaube verwurzelt, dass es nur wenige Begnadete – wie Jesus – gibt, die mit ihrem Glauben auch »Berge versetzen« können. Masaharu Taniguchi, der »Wundermann Japans«, versichert uns jedoch, dass es nicht so ist: In seiner Bergpredigt sprach Jesus auch über das Wesen des Gebets und der Meditation:

»Wenn du betest, so gehe in dein Kämmerlein, und wenn du die Türe geschlossen hast, dann bete zu deinem Vater im Verborgenen. Und dein Vater, der dich im Geheimen sieht, wird es dir offen lohnen. Denn dein Vater weiß, wessen du bedarfst, bevor du ihn bittest. Deshalb sollst du beten: Vater unser, der Du bist im Himmel, geheiligt werde Dein Name. Dein Reich komme. Dein Wille geschieht, wie im Himmel, so auch auf der Erde.« (L 14)

Es ist also kontraproduktiv zu sagen: »Oh Gott, habe Mitleid mit mir! Ich leide an Krebs. Ich leide an Krebs.« Denn die von Ihnen gesuchte Gesundheit ist Ihnen bereits zugestanden. Denn: »Dein Vater weiß, wessen du bedarfst, ehe du ihn bittest.« Das wahre Gebet besteht im ruhigen Meditieren über diese Wahrheit. Und wenn Sie die Worte der Wahrheit beständig und geduldig wiederholen, dann werden sie automatisch auf ihre Verwirklichung in der körperlichen Welt hinstreben. Es ist, als ob Sie einen Gegenstand von einem erhöhten Platz aus herabfallen lassen. Er fällt gemäß den Fallgesetzen.

Wichtig ist auch, dass Sie dann Ihr Unterbewusstsein und Ihren Körper in Ruhe arbeiten lassen, denn wenn Sie fortwährend kontrollieren, ob Ihr Gebet schon erhört worden ist, dann ist das genauso, als wenn Sie einen Samen zuerst vertrauensvoll in die Erde senken und ihn dann jeden Tag einmal ausgraben, um nachzuschauen, ob er schon gewachsen ist. Vertrauen Sie auf die Macht Ihres Unterbewusstseins und auf das Wunderwerk Ihres Körpers.

»Du musst allerdings lernen, dein Bewusstsein so zu lenken, dass es sich nur mit den von dir gewollten Dingen beschäftigt«, betont Taniguchi. Er vergleicht dann unser Bewusstsein mit einem wilden Pferd, das Sie zu erziehen haben: »Um ein Pferd zu erziehen, brauchen wir Zügel und Peitsche. Zur Lenkung des Bewusstseins gebrauchen wir Worte.« Denn nicht umsonst heißt es in der Bibel: »Am Anfang war das Wort…«

Das einzigartige Taschenbuch »Die geistige Heilkraft in uns« können Sie in jeder Buchhandlung bekommen. Die Originalzitate werden mit freundlicher Genehmigung der Hermann Bauer KG, Verlag für Neues Denken, Freiburg wiedergegeben.

Schlusswort

**Es gibt nichts Gutes,
außer man tut es...**

Mit dem neuen Wissen, das Sie durch die Lektüre dieses Buches erworben haben, sind Sie jetzt in der Lage, die Verantwortung für Ihre Gesundheit selbst zu übernehmen. Das heißt, dass Sie jetzt entscheiden, welche Gesundheitstipps Sie verwirklichen möchten und welche Ihnen weniger wichtig sind. Und das heißt auch, dass Sie im Fall des Falles keine Angst zu haben brauchen und – gut informiert – Ihren Weg bzw. Ihre Therapie bestimmen können. Ärzte und Therapeuten, die das respektieren und Ihnen dabei helfen, gibt es genug!

Wenn Sie eine(r) von diesen aufgeschlossenen, einfühlsamen Ärzt(inn)en, Therapeut(inn)en oder Heiler(inne)n sind, dann machen Sie sich so bald wie möglich mit der »NEUEN MEDIZIN« vertraut, denn in den letzten fünfzehn Jahren haben dies schon Zigtausende Kranke, deren Freunde und Angehörige getan. Und Tausende, zum Teil sehr berühmte und erfolgreiche Ärzte auf der ganzen Welt arbeiten im Geheimen bereits nach Dr. Hamers einzig zuverlässiger Krebs-Diagnosemethode!

Und jetzt noch zwei Bitten:

1. Wenn Sie jemanden kennen, dem erst kürzlich die (vielleicht falsche!) Diagnose Krebs eröffnet wurde, dann geben Sie ihm oder einer Person seines Vertrauens schnell dieses Buch. Denn je früher er (sie) es liest und die Zusammenhänge erkennt, desto besser sind seine (ihre) Chancen. Wer sich trotzdem den üblichen, seit fünfzig Jahren weitgehend unveränderten Behandlungsmethoden hingeben will, den lassen Sie es tun. Selbstbestimmung muss immer respektiert werden!

2. Sicher habe ich auch Fehler gemacht, habe Wichtiges vergessen oder mich vielleicht manchmal nicht klar genug ausgedrückt. All das möchte ich bei der nächsten Auflage dieses Buches noch besser machen. Deshalb teilen Sie mir bitte Ihre Meinung und Ihre Erfahrungen mit. Ich freue mich über jeden Brief! Besonders interessante Berichte von Kranken, die auf natürliche Weise geheilt worden sind, werde ich in die nächste Auflage dieses Buches gerne aufnehmen.

Karl Walter Nowak

Patientenrechte

Grundlagen der Patientenrechte sind die internationalen Menschenrechte und die nationalen Rechtsordnungen (z.B. Allgemeines Bürgerliches Gesetzbuch, Bundesverfassung, Ärztegesetz).

Als Patient und mündiger Staatsbürger haben Sie:

- das absolute und ausnahmslose Recht auf Selbstbestimmung
- das Recht auf eine von Willensmängeln freie Meinungsbildung und damit verbunden
- das Recht auf die umfassendste Aufklärung (über Diagnose und Prognose) über alle formal-wissenschaftlichen (schulmedizinischen, orthodoxen) und empirisch-wissenschaftlichen (aus der Erfahrung und Überlieferung entwickelten, natürlichen) Behandlungsmethoden
- das Recht auf die ungefährlichste Untersuchungs- und Behandlungsmethode
- das Recht auf die auf den Patienten abgestimmte und von diesem gewünschte (und nicht die von der orthodoxen Medizin bevorzugte) Behandlungsmethode
- das Recht auf psychische, liebevolle Betreuung, da Krankheit stets ein Ausdruck von Disharmonie zwschen Psyche und Körper ist (was kränkt, macht krank)
- das Recht, zeitgerecht auf alle Vor- und Nachteile der vorgeschlagenen Behandlungsmethode einschließlich des Austauschrisikos (die zwangsläufigen Nachteile einer Behandlung) vom Arzt hingewiesen zu werden

- das Recht auf Einsichtnahme in die Krankengeschichte
- das Recht auf freie Wahl der Behandlungsmethode
- das Recht auf Selbstbehandlung
- das Recht, gefährliche und krankmachende Behandlungsmethoden abzulehnen
- das Recht, ohne Zeitdruck als umfassend aufgeklärter Patient sich selbst eine Meinung bilden zu können, sodass Sie eine von Willensmängeln freie Entscheidung hinsichtlich der von Ihnen gewünschten Behandlungsmethode fällen können
- das Recht, nicht Versuchsperson für pharmazeutische und medizinisch-technische Experimente zu sein
- das Recht, dem Arzt das Vertrauen zu entziehen und andere Heiler zu konsultieren
- das Recht, gegenüber den auferlegten Behandlungsmethoden kritisch zu sein
- das Recht, eine Behandlung abzubrechen
- das Recht auf freie Arztwahl
- das Recht auf Kontinuität der Behandlung und Nachsorge
- das Recht auf strikte Vertraulichkeit
- das Recht auf Mitsprache
- das Recht, auf entsprechende Art und Weise durch eine kritikfähige Justiz auch in Bezug auf diese Rechte geschützt zu werden
- und weitere Rechte...

Über den Autor

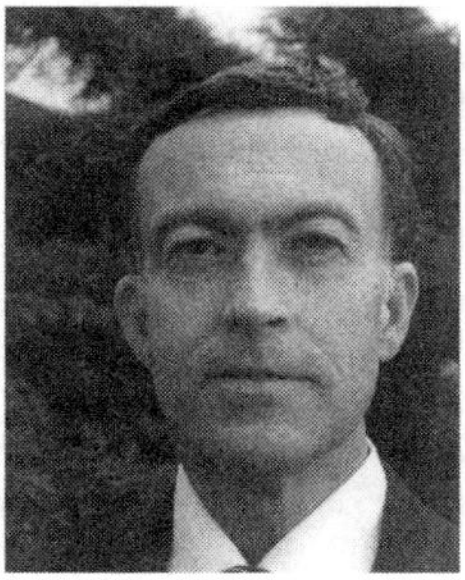

Karl Walter Nowak, 1943 in Wien geboren, war erst Konzernmanager und dann Chefredakteur der Zeitschriften BESSER LEBEN und NATUR & GESUNDHEIT.

Im Fall »Olivia« vermittelte er zwischen der österreichischen Justiz und der Familie Pilhar. Sein aufsehenerregendes Buch »Nie mehr Angst – Krebsheiler packen aus« wurde in Österreich ein Bestseller.

Karl Walter Nowak
Pilgerimgasse 21
A - 1150 Wien
Tel. +43 2236 41908
E-Mail: info@herzteam.com

Literaturverzeichnis

1) ABELE J. Dr. med.: Mit Krebs positiv umgehen, Der Naturarzt, Access-Verlag, Königstein

2) BACHLER Käthe: Geobiologische Einflüsse auf den Menschen, Veritas Verlag Linz

3) BACHMANN Christian: Die Krebsmafia, Verlag Reinhard Stefan Tomek Wien

4) BARTUSSEK Alfred, Dr. med.: Der chronische Darmschaden – Diagnostik der Gesundheit und Therapie nach Dr. med. Franz X. Mayr, Braumüller Wien

5) BREUSS Rudolf: KREBS, Leukämie und andere scheinbar unheilbare Krankheiten mit natürlichen Mitteln heilbar, W. Margreiter, Nüziders

6) BRUKER Max Otto, Dr. med.: Unsere Nahrung unser Schicksal + Idealgewicht ohne Hungerkur – mit Rezepten von Ilse Gutjahr, EMU Verlag für Ernährung, Medizin und Umwelt, Lahnstein

7) DAHLKE Ruediger, Dr. med.: Krankheit als Weg, Goldmann Verlag

8) TEPPERWEIN Kurt: Die Geistigen Gesetze, Goldmann Verlag

9) CARNEGIE Dale: Wie man Freunde gewinnt + Sorge Dich nicht – lebe!, beide Scherz Verlag, Bern München Wien

10) DIAMOND Harvey u. Marylin: Fit for life – Fit fürs Leben, Goldmann Verlag

11) DOUWES Friedrich, Prof. Dr. med.: Hat das Fasten in der Therapie von Tumorpatienten einen Sinn? Krebsgeschehen, Verlag für Medizin Dr. E. Fischer

12) EBERT Klaus D.: Der innere Therapeut – Gesundheit durch eigene Mentalkraft, Dr. Werner Jopp Verlag, Wiesbaden

13) ENDE Michael: Momo, Thienemanns Verlag, Stuttgart

14) BIBEL, NT: Das Evangelium des Matthäus, des Markus, des Lukas und des Johannes (Neues Testament)

15) HALTER Hans: Vorsicht Arzt, Krise der modernen Medizin, Rowohlt Verlag Hamburg

16) JASPERS Karl: Die maßgebenden Menschen, Sokrates, Buddha, Konfuzius, Jesus, Piper Verlag München

17) KROTH Eva: Das Tierbuch, Verlag 2001 Frankfurt

18) FERENCZI/SEEGER/TRÜB: Rote Bete in der Zusatztherapie bei Kranken mit bösartigen Neubildungen, Haug Verlag, Heidelberg

19) FEUERABENDT Sigmund: Geistige Wege zum Krebsverständnis, Der Naturarzt, Access-Verlag, Königstein

20) FINKE Gisela: Schluss mit Schäfchen zählen – 99 Methoden, wieder Schlaf zu finden, Knaur Verlag, München

21) FISCHER Rainer: Kosmische Strahlung als Ursache des Wald- und Bodensterbens, Sinzheim

22) NOWAK, Karl Walter: Jeden Tag mehr Energie, Besser Leben 9/98 Wien

23) FREUD Sigmund: Traumdeutung, Fischer Bücherei, Frankfurt/Main u. Hamburg

24) GEIR W., Dr. med.: Das Mistelpräparat ISOREL bei Larynxkarzinom – Fallbericht von einer Totalremission, Krebsgeschehen, Verlag für Medizin Dr. Fischer, Heidelberg

25) GERGELY Stefan: Lenkwaffen gegen Krebs, Profil, Wien

26) HACKETHAL Julius, Prof. Dr. med.: Operation – Ja oder nein? + Der Meineid des Hippokrates, Gustav Lübbe Verlag, Bergisch Gladbach

27) HAMER Ryke Geerd, Dr. med.: Krebs: Krankheit der Seele – Kurzschluss im Gehirn; die Eiserne Regel des Krebs + Vermächtnis einer Neuen Medizin, Band I: Das ontogenetische System der Tumoren mit Krebs, Leukämie, Psychosen, Epilepsie + Tonkassette Krebs- und krebsähnliche Erkrankungen – eine Ein-

führung in die NEUE MEDIZIN + Celler Dokumentation – acht Krankheitsgeschichten, alle im Amici di Dirk Verlag, Köln

28) HARTMANN E.: Krankheit als Standortproblem, Band II, Haug Verlag, Heidelberg

29) HEMERKA G., Dr. med.: Strahlungsfelder und Krebsgeschehen, Wien

30) HUBACEK Christian: Diskussion der Messmethoden geopathogener Störzonen, Institut für angewandte Forschung und Produktmarketing, Wien

31) HUBACEK Hugo, Prof. Dr. rer. nat.: Geopathogene Störzonen (Erdstrahlen): Ihr Einfluss auf den Menschen, ihre messbare Abschirmbarkeit, Institut für angewandte Forschung, Wien

32) HULL Raymond: Alles ist erreichbar – Erfolg kann man lernen, Rowohlt Verlag, Reinbek bei Hamburg

33) ISSELS Josef, Dr. med.: Mein Kampf gegen den Krebs, Erinnerungen eines Arztes, Ullstein Verlag Frankfurt – Berlin

34) KAFKA Franz: Der Prozess, Fischer Bücherei, Frankfurt

35) KATHARINA K.: Mein Jahr im St. Anna Kinderspital, Forschungsinstitut für krebskranke Kinder, Wien

36) KERN Claudius, Dr.: Ontogenetische Medizin – Eine umfassende Theorie der westlichen Medizin in Sicht? + Galilei lässt grüßen – Medizin im Getriebe bedenklicher Interessen, Pulsar, Graz

37) KIRSCHNER Josef: Die Kunst, ein Egoist zu sein + Manipulieren aber richtig + Die Kunst, glücklich zu leben, Droemersche Verlagsanstalt Th. Knaur, München/Zürich

38) MORGENSTERN Christian: Palmström, Palma Kunkel, DTV Verlag

39) MULFORD Prentice: Unfug des Lebens und des Sterbens, Fischer Verlag, Frankfurt/M.

40) MURPHY Joseph, Dr.: Die Macht Ihres Unterbewusstseins, Ariston Verlag Genf

41) NOWAK Karl W. M.: Zucker – zur Belohnung eine Strafe + »Erdstrahlen« - Gesundheitsschäden wissenschaftlich nachgewiesen + Krebs ist heilbar – aber nicht für jedermann, Besser Leben, Wien

42) OETINGER-PAPENDORF I.: Durch Entsäuerung zu seelischer und körperlicher Gesundheit, Eigenverlag, Öhringen

43) RAUCH Erich, Dr. med.: Autosuggestion und Heilung, Karl F. Haug Verlag, Heidelberg

44) ÖSTERR. STATISTISCHES ZENTRALAMT: Jahresberichte über die Neuerkrankungen von 1980-1988, Wien

45)ROZKYDAL Elisabeth, Dr. med.: Moratherapie und Neurotransmitter, aus Elektrodiagnostik, Facultas Verlag Wien

46) ROSE Wulf-Dietrich: Elektrostress, Ein Ratgeber zum Schutz vor Gesundheitsschäden durch elektrotechnische Geräte, Kösel Verlag, München

47) SCHOELLER Marina: Wege des Heilens, Steirisches Volksbildungswerk, Graz

48) SEEGER Paul, Dr. med.: Krebs – Problem oder Ausweg? Tribut an die Zivilisation? Ursachen – Auswirkung – Vorbeugung, Verlag für Medizin Dr. Ewald Fischer, Heidelberg

49) SMOLNIK Erich, Dr. med.: Die Demaskierung des Krebsproblems – des Rätsels Lösung und ihre revolutionären Folgen fürVorbeugung, Früherkennung und Behandlung, Carinthia Verlag, Klagenfurt

50) COUÉ Emil: Die Selbstbemeisterung durch bewusste Autosuggestion, Schwabe-Verlag Basel

51) TANIGUCHI Masaharu, Dr.: Die geistige Heilkraft in uns, Verlag Hermann Bauer KG . Freiburg im Breisgau

52) THUMSHIRN Werner: Krebs – Schicksal oder Verschulden? GESUNDHEIT, Wien

53) UMWELTBUNDESAMT: Umwelt in Österreich – Daten und Trends 1991, Österr. Statistisches Zentralamt, Wien

54) VESTER F.: Über die kanzerostatischen und immunogenen Eigenschaften von Mistelproteinen, Krebsgeschehen 5/77, Verlag für Medizin Dr. Fischer, Heidelberg

55) WEBER Walter, Dr. med.: Der Mensch ist mehr als sein Körper, Herbig Verlag München

56) DROBIL Rudolf, DDr. med.: »Schluckimpfung« gegen Krebs, Verlag Wilhelm Maudrich, Wien

57) BECK Hanno, Prof. Dr.: Krebs ist heilbar – Dr. med. Ryke Geerd Hamer – Beispiel einer Erkenntnisunterdrückung, Amici di Dirk Verlag, Köln

58) PILHAR Helmut: OLIVIA – Tagebuch eines Schicksals, Amici di Dirk Verlag, Köln

59) FRIEDINGER, Martina und Michael: Entgiftung durch Pflanzen nach David Sandoval, Verlag Denkmayr, Linz

60) NOWAK Karl W. M.: FRIEDENSKRIEG, Besser Leben, Wien

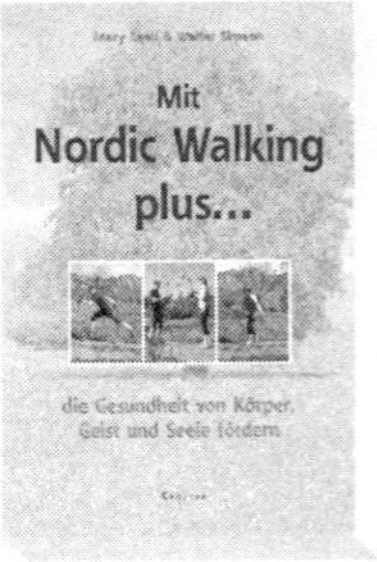

192 Seiten, broschiert
16 Farbseiten
€ (D) 14,90 / SFr 26,80
ISBN 3-937464-04-2

Mary Seeli & Walter Simon

Mit Nordic Walking plus...

...die Gesundheit von Körper, Geist und Seele fördern

Vorgestellt wird eine ganze Wellness-Philosophie, die durch Bewegung, Erholung und Entspannung Ihnen im Alltag zu mehr Genuss verhilft: Nordic Walking und spezifische Übungen wie Stretching (Dehnübungen), Kraftausdauer und Mobilisation; Ausgleichssportarten im Winter wie Langlauf, Skating, Nordic Crusing und Schneeschuhlaufen; Mentaltraining für mehr Selbstverantwortung, Ernährung nach den fünf Elementen für Fitness und Gesundheit.

NEU: umfassende Nahrungsmittelliste!

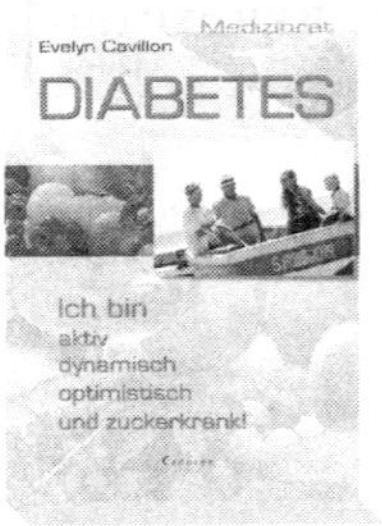

ca. 90 Seiten, broschiert
mit viel. Abbildungen
€ (D) 6,50 / SFr 12,10
ISBN 3-937464-05-0

Evelyn Cavillon

Diabetes

Ich bin aktiv, dynamisch, optimistisch – und zuckerkrank!

Alles ist wie immer, doch dann steht eine der routinemäßigen Kontrolluntersuchungen bevor ... Das überraschende Verdikt des Arztes: Sie sind Diabetiker! Fragen über Fragen tun sich auf:
Wie kann ich die veränderte Situation selbst in die Hand nehmen? Wie wird meine Umgebung darauf reagieren? Wie ihr diese doch recht persönliche und intime Entdeckung beibringen?
Die Pariser Journalistin Evelyn Cavillon gibt Antworten. In diesem Buch schlüsselt sie die wesentlichen Elemente dieser Krankheit auf und gibt Ratschläge, die dem »Zuckerkranken« erlauben, aktiv, dynamisch und optimistisch seinen Alltag zu meistern.

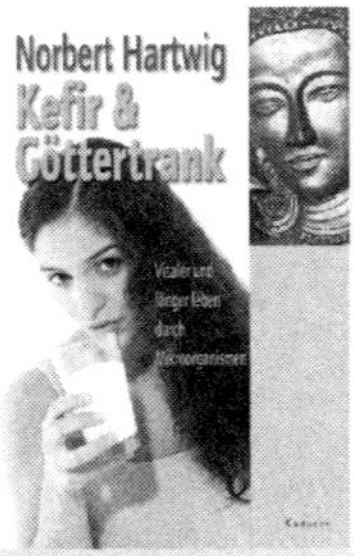

192 Seiten, broschiert
mit viel. Abbildungen
€ (D) 14,90 / SFr 26,80
ISBN 3-937464-06-9

Norbert Hartwig

Kefir und Göttertrank

Vitaler und länger leben durch Mikroorganismen

In diesem Buch wird das Wissen um die Urkräfte in den Gärprodukten wie Kefir, altindisches Soma oder germanischer Göttertrunk Met wieder zugänglich gemacht – das Wissen um die Mikroorganismen, die es überall in Hülle und Fülle gibt, wo das Leben erblüht.
Der Physiker Norbert Hartwig, bekannt aus Presse und TV, stellt in seinem Buch anschaulich die natürlichen Zusammenhänge zwischen Ernährung, Immunsystem, Gesundheit und Mikroorganismen aus Gärprodukten dar. Er gibt zahlreiche Empfehlungen, wie diese Urkäfte der Natur wieder aktiviert werden.

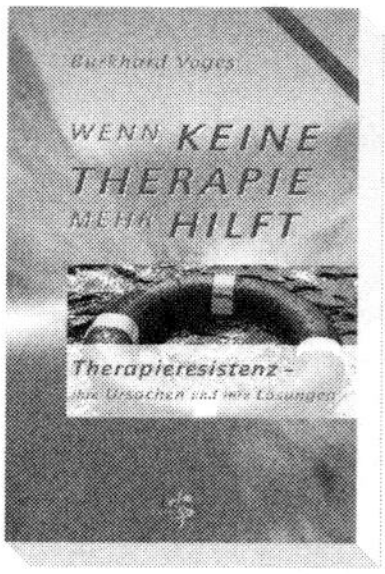

80 Seiten, broschiert
€ (D) 6,50 / SFr 12,30
ISBN 3-937464-02-6

Burkhard Voges

Wenn keine Therapie mehr hilft

Therapieresistenz - ihre Ursachen und ihre Lösungen

Dieses Buch will nicht anklagen noch schwarz malen, vielmehr möchte es mögliche Ursachen einer Therapieresistenz entschlüsseln und Wege aufzeigen, um diesen ungewollten Widerstand zu brechen.
Die Kunst eines guten Therapeuten besteht darin, die Ursachen der Widerstände herauszufinden und den Patienten von diesen Widerständen zu befreien. Wie dies möglich sein kann und welche Aspekte man dabei in Erwägung ziehen muss, erklären wir Ihnen in diesem kleinen Band der Reihe ...so wird's gemacht!

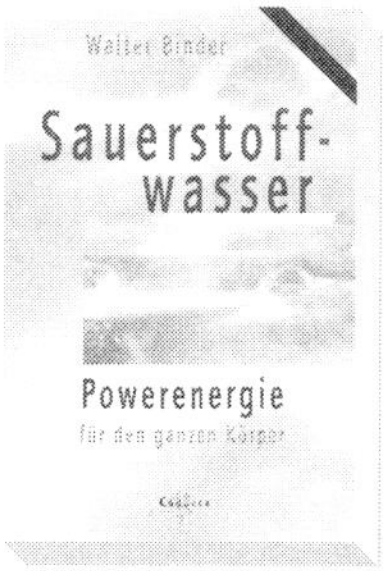

80 Seiten, broschiert
€ (D) 6,50 / SFr 12,30
ISBN 3-937464-00-X

Walter Binder

Sauerstoffwasser - Powerenergie für den ganzen Körper

Ein einfaches und ungefährliches Mittel
mit großer Wirkungsweise

Sauerstoffwasser ist ein natürliches Mittel, das wie Jogging alle Funktionen des Organismus anregt. Es ist ein ideales Powergetränk, auch während Entschlackungs- und Entgiftungskuren, denn vor solchen Kuren muss dem Organismus zuerst die nötige Energie zugeführt werden. Sauerstoffwasser regt in Verbindung mit geeigneten Pflanzenbegleitstoffen den Stuhlgang und die Nierenfunktion an, verbessert die Hautausscheidung und die Lymphzirkulation.

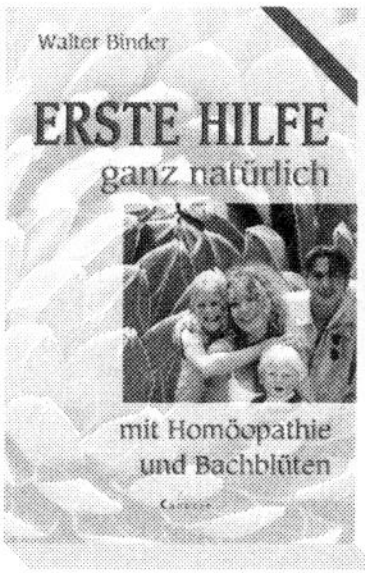

80 Seiten, broschiert
€ (D) 6,50 / SFr 12,30
ISBN 3-937464-03-X

Walter Binder

Erste Hilfe – ganz natürlich

– mit Homöopathie und Bachblüten

Der erfahrene Heilpraktiker und ehemalige Sanitäter Walter Binder legt mit diesem kleinen Band ein Buch vor, das in keiner Hausapotheke fehlen sollte. Es ermöglicht eine schnelle Antwort, wenn eine natürliche Erste Hilfe im Notfall gefragt ist.
Nach Notfallsituationen geordnet, listet es jeweils diejenigen homöopathischen Mittel und Bachblüten auf, die der akuten Symptomatik am ähnlichsten sind und den nachfolgenden Genesungsverlauf günstig beeinflussen.